あなたのいままでの人生は、どんな人生でしたか？
もしかしたら、幸せを目指してがんばっているものの
思うようにいかないという方も、いらっしゃるかもしれませんね。

これからお伝えするのは、
科学的な裏づけのある幸せになれる方法です。

誰もが、素晴らしいものを持っています。
脳の使い方で、それが輝きはじめます。

それが、「脳磨き」です。

プロローグ

最新の脳科学で導き出された「脳磨き」

脳を磨けば、人生が変わる

「人は、誰でも幸せになりたいと願っていて、どうしたら『もっと幸せに生きられるか』を常に考えているものだよ」

米国に留学していた20代前半のとき、友人からこう言われました。

このとき私は、「そういうものなのか!」と心底驚きました。

なぜなら、私は生きるのがつらいと感じるものの、「幸せに生きる」ということは考えたことがなかったのです。でも、いまなら友人の言葉にすんなり「その通り」と言うことができます。


ではあなたは、どうしたらもっと幸せに生きられると思いますか。

もっとお金があれば……。もっと頭が良ければ……。

もっと自分らしい仕事ができれば……。もっと健康であったら……。

もっと有名であったら……。

その答えは人によってさまざまだと思いますが、数多くの論文、エビデンスをもとに脳科学の観点から私が導き出した答えはこうです。

脳を磨けばいい。そうすれば人は豊かに幸せに生きられる――。

脳を磨きつづけることで、「経済的な安定や豊かさ」「自分の仕事に対するほこり」「働きがい」「共に生きていく仲間や家族」「健康」、そして「生きがい」などを手に入れることができるのです。

でも、「脳を磨く？　どうやって？」と思うかもしれませんね。

職人は経験を積んでいくことで「腕」を磨いていきますが、脳もこれと同じです。**特定の脳の使い方を続けていくことで、脳は磨かれていきます。**

その方法を、本書では「脳磨き」としてお話ししていきます。

日々の健康習慣の「歯磨き」のように、誰もができる幸せ習慣です。

さまざまな企業に導入され効果が

この「脳磨き」についてお話をしていくにあたって、少しだけ自己紹介をさせてください。

私は25年以上にわたり、ノースウェスタン大学医学部脳神経科学研究所など、米国を中心に世界最先端の医学脳科学研究に従事してきました。

長年、医学の発展に寄与すべく研究を続けていたのですが、次第にもっと直接的に世の中のため、人のためになるような研究・活動をしたいと思うようになりました。

というのは、**「どうすれば人は幸せな人生を送ることができるのか」「人が幸せにな**

るとはどういうことか」といった人間にとって重大な課題に、脳科学は１９７０年代から挑んでいるのです。その研究はいまでも続けられていて、すでに50年の脳科学研究が蓄積されています。

これらの研究を紐解き、具体的な手法に落とし込んでいけば、それはきっと「いまよりもっと豊かに幸せに生きたい」と願う人の役に立つと考えるようになりました。

そのため、研究機関や大学で基礎研究を続けるよりも、より広くたくさんの人に、脳科学的に幸せに生きる方法を伝えていきたいと思うようになりました。

そして、妻と共に会社を立ち上げ、**脳科学やメンタルコーチングなどのエビデンスにもとづいた、人が豊かで幸せに生きていくための方法**をお伝えしていくようになったのです。この中心にあるのが「脳磨き」です。

現在のところ、私たちの会社の活動は企業研修が中心です。

これまで、従業員数万人を超える大企業から、数千人、数百人、そして数十人に至るまでさまざまな規模・また多岐にわたる業種業態の企業で「人生を豊かにする脳トレ研修」として、「脳磨き」をお伝えしてきました。

多くの企業がこの研修を受け入れてくださる理由のひとつは、おそらくこの**脳磨きが、「従業員それぞれ個人の人生が幸せで豊かになること」と「企業の業績を伸ばすこと」を同時に実現できるからでしょう。**

そして、研修を受けた方々から、次のような声をいただいています。

「世界の見え方が変わってきた」

「リーダーは人を管理することが仕事だと思っていたが、信頼を築くことこそ皆のモチベーションを高め、パフォーマンスを上げることだとわかった」

「感謝の気持ちが脳にどのような影響を与えるのか、科学的な意味がわかった」

生きるのが苦しくて仕方がなかった私が見つけたもの

私が自信を持って「脳磨き」をお勧めできるのは、これらの実績があるからなのですが、もうひとつ、私自身の大きな変化があります。

冒頭で、「人は、誰でも幸せになりたいと願っていて、どうしたら『もっと幸せに生きられるか』を常に考えているものだよ」と友人から言われ、心底驚いたと書きました。

じつは当時の私は、「幸せになりたい」と思ったことが一度もなかったのです。ですから、友人の言葉を聞いて「世の中の人は皆そんなことを考えながら生きているのか」と本当に驚きました。

そして生まれて初めて「自分はどうしたら幸せになれるだろう？」と考えてみました。そのときに出た結論は、「自分は生まれてこなければ、きっと一番幸せだった」というもの。いま思うとかなりネガティブな状態ですね。

でも当時の私は、生きているのがとにかく苦しくて仕方なかったのです。

それから30年以上が経《た》ち、私はいま、幸せを感じながら生きています。

幸せの定義は人それぞれですが、もう少し具体的に言うなら、**以前の私にはなかったものが、いまの私にはあります。**

それは、「心を通わせられる家族と仲間」「彼らと共に過ごす楽しい時間」「人に喜んでもらえる仕事」と「それに没頭する時間」「それに伴う収入」「他者や自然への感謝の気持ち」、そして何より「いま自分がこうして生きていることへの感謝」などです。

どうして私は変われたのかといえば、その過程にあったのが「脳磨き」でした。

徹底的に科学的根拠を検証して生まれた「脳磨き」

大学院生の頃まで、幸せになりたいと考えたことのない私でしたが、それでも博士の称号を得て研究者としての道を歩むうちに、気持ちに変化が起きました。

心の端に**「いまとはもう少しだけ違う自分になりたい」という思いが芽生えはじめ、そのための行動を取るようになったのです。**脳科学者という性分からか、そのための行動の多くは科学的根拠にもとづいたものです。

哲学者や時の経営者など多くの人が「幸せに生きるにはこうした方がいい」といった言葉を著書等で述べていますが、「なるほどそうかもしれない」と思う言葉に出会ったときも、**原則、科学的根拠を求めました。**

複数の論文などから、脳科学的に見ても正しいといえそうだと確認すると、改めてその言葉を自分のなかに落とし込んでいきました。

そして実践し、結果を見ていくのです。

結果を見ていくといっても、脳は常に自分を中心に物事を見ていくので、たとえ自分自身に変化が起きたとしても、すぐにその変化を自覚することができない場合が多くあります。

周囲の人の反応がなぜか前より良くなったと感じたり、身近にいる人に「最近、何だか変わったね」などと言われたりして（要は自分の外側の「景色」の変化を感じることで）、初めて自分の変化に気づくのです。

ですから、結果を自覚するまでにはとにかく時間がかかりました。

しかし、**「こういう脳の使い方をすれば、自分や周囲にこういう変化が起きる」ということを、一つひとつ身をもって実感することができました。**

そしてこの体験は、その後、人が豊かに幸せに生きるための脳の使い方を体系立てる際に大いに役に立ったのです。

このようにして生まれたのが「脳磨き」です。

方法を導き出すまでには長い時間がかかりましたが、**「脳磨き」の方法そのものはいたってシンプルで、誰もが簡単に取り組むことのできるものです。**

本書で紹介する「脳磨き」はすべて科学的根拠にもとづいたものですが、今回、本書を執筆するにあたり、改めて膨大な量の論文を読み込みました。

最新の研究論文も含めて、今回確認した論文の数は２５０を超えます。

たとえば、ある行動をすると脳回路にどのような変化が起きるのか、心身にどのような影響を及ぼすのかなど、その根拠となる論文を複数探し出しました。

そして、その中のより優れた研究と思えるものを抜粋し、本書で紹介しています。

鍵は「島皮質」を鍛えること

これまで脳といえば、高次機能を司《つかさど》る前頭前野、記憶に深く関わる海馬、あるいはモチベーションに関与する中脳のドーパミン細胞などが注目されていました。

ところがあまり研究が進んでいなかった「脳の部位」に、その人が豊かで幸せに生きられるかどうかが大きく関わっていることがわかってきました。

そのひとつが「島皮質」と呼ばれる部位です。

島皮質は、大脳のひだ奥深くに隠され、他の部位に覆われていることもあり、これまであまり注目されてきませんでした。

しかし最近になって、この島皮質を鍛え、脳全体をバランスよく協調的に働かせることが、その人の人生を豊かに幸せにすると科学的にわかってきたのです。

つまり脳磨きとは、島皮質を鍛え、脳全体をバランスよく協調的に働かせるようにすることなのです。

脳では、この部位は記憶を担当、この部位は理性の担当というように、各部位でそれぞれの役割担当が決まっています。

島皮質が担当する分野はかなり幅広く、社会的感情、道徳的直感、共感、音楽への感情的な反応、依存、痛み、ユーモア、他者の表情への反応、購買の判断、食の好みなどに関わります。

また島皮質に障害が起きると、無気力になり、口にしたものが腐っているかどうかの判断ができなくなります。さらに島皮質からの情報は、脳の他の部位、とくに前帯状回や前頭葉に伝えられて意思決定にも関わります。

このように島皮質は幅広く活躍しているのですが、**もっとも大きな特徴は脳のなかで「ハブ（中継地点）」のような役割をしている点です。**

自分の外側から来る感覚と内側の感覚を繋《つな》ぐ、他人の気持ちと自分の気持ちを繋げる、また、過去の自分といまの自分や、いまの自分と未来の自分のイメージを繋げるといった時間的なハブの役割もします。

このハブの働きによって、私たちは他者のことを理解したり、他者に共感したりすることができます。

つまりこの**島皮質の機能を高めれば、他の人と心の繋がりを持ちやすくなり、たとえどんな過去を持っていようと、過去の自分を受け入れやすくなります。**

それだけでなく、島皮質は脳のいろいろな箇所を繋いでいるため、脳全体が活性化され、脳が本来持っている力が引き出されるのです。

本書でお伝えする脳を磨く「特定の脳の使い方」というのは、島皮質を鍛えるような脳の使い方、ひいては脳全体をバランスよく協調的に働かせるような使い方です。

「脳磨き」のポイントは誰でもできる6つの方法

では、その「脳磨き」は、具体的にはどうやればいいのでしょうか。

また、どのように豊かで幸せな人生に繋がっていくのでしょうか。

これから、本書でお伝えしていきますが、先にそのポイントを伝えておきましょう。

「脳磨き」のポイントは、次の6つです。

- **感謝の気持ちを持つ**
- **前向きになる**
- **気の合う仲間や家族と過ごす**
- **利他の心を持つ**

- **マインドフルネス（脳トレ坐禅）を行う**
- **Awe（オウ）体験をする**

具体的には第2章から解説していきますが、考え方や行動そのものはオーソドックスなものが多いと感じたかもしれません。

そして、「もっと豊かに幸せに生きたい」と思うときの考え方や行動としては、意外なものが多いと感じたかもしれません。

「もっと収入を増やしたい」と思うとき、「だったら感謝しなさい、前向きになりなさい」と言われてもピンと来ない人は多いでしょう。私もそうでした。

でも、**なぜピンと来ないかといえば、それは従来の脳の使い方にとらわれているためです。**

たとえば「もっと収入が増えさえすれば、幸せになれるはず」「もっと良い学校に入れていたら、違う人生を歩めたはず」などと、私たちが「幸せになりたい」と願うときの脳の使い方には、いくつかのパターンがあります。

そして、私たちは普段そのような一定のパターンの脳の使い方を無意識にしてしまっています。ですが、**豊かで幸せに生きるには、まずこの従来の脳の使い方を変えていく必要があるのです。**

しかも、ちょっと変える程度ではダメ。かなり大胆に変える必要があります。

なかには、これまでの脳の使い方とは真逆にしなければならないものもあります。

ひとりでも多くの方に、「脳磨き」を身につけて、自分らしい幸せな人生を歩んでいってほしい――。これがこの本を書いた私の願いですが、豊富な科学的根拠が多くの人の行動を後押ししてくれるだろうと信じています。

本書で紹介する「脳磨き」は、どんな境遇であろうと誰もが身につけることができるものです。そして、腑《ふ》に落ちると、人生が躍動しはじめ、どんな困難も乗り越え、幸せに豊かになっていけるはずです。

プロローグ　最新の脳科学で導き出された「脳磨き」

第1章　科学的に幸せになれる「脳の使い方」・幸せになれない「脳の使い方」

第2章　脳の回路にポジティブな変化をもたらす「感謝」

第3章 「前向きな気持ちが人生を変える」を脳科学的に裏づける

第4章 島皮質を鍛える「良き人間関係」

第5章 人のためという「利他の心」は脳の機能をもっとも高める

第6章 身体と心を整え、脳を成長させるマインドフルネス

第7章 大自然で感じる「Awe（オウ）体験」で脳はどうなるのか？

第8章 「脳磨き」でより良い未来を作る

装丁：井上新八
本文デザイン・DTP：斎藤充（クロロス）
編集協力：山田由佳、株式会社ぷれす
企画協力：ブックオリティ
編集：金子尚美、尾澤佑紀（サンマーク出版）

第1章

科学的に
幸せになれる「脳の使い方」・
幸せになれない「脳の使い方」

Unleash the Brain Power

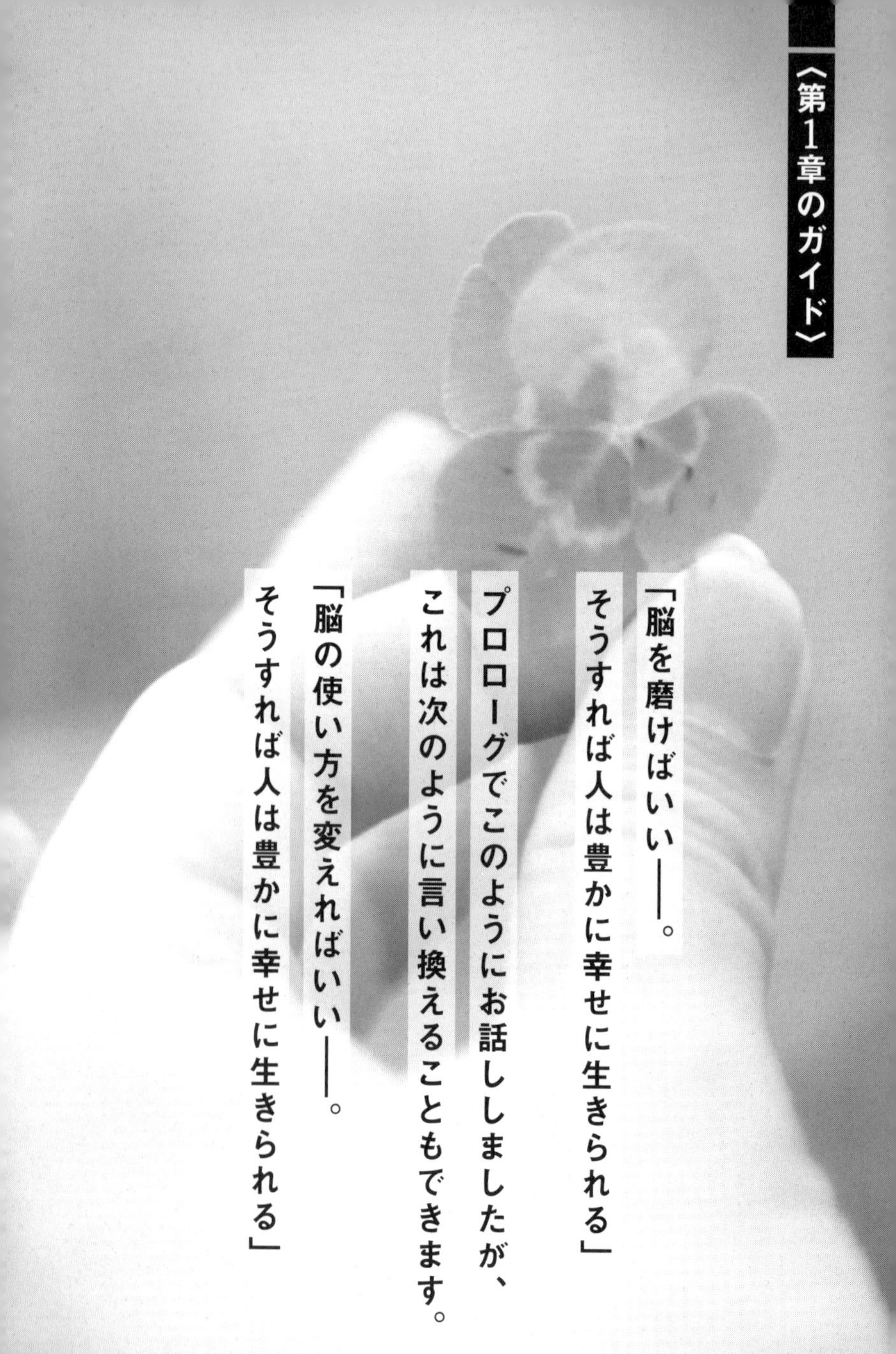

〈第1章のガイド〉

「脳を磨けばいい——。
そうすれば人は豊かに幸せに生きられる」

プロローグでこのようにお話ししましたが、
これは次のように言い換えることもできます。

「脳の使い方を変えればいい——。
そうすれば人は豊かに幸せに生きられる」

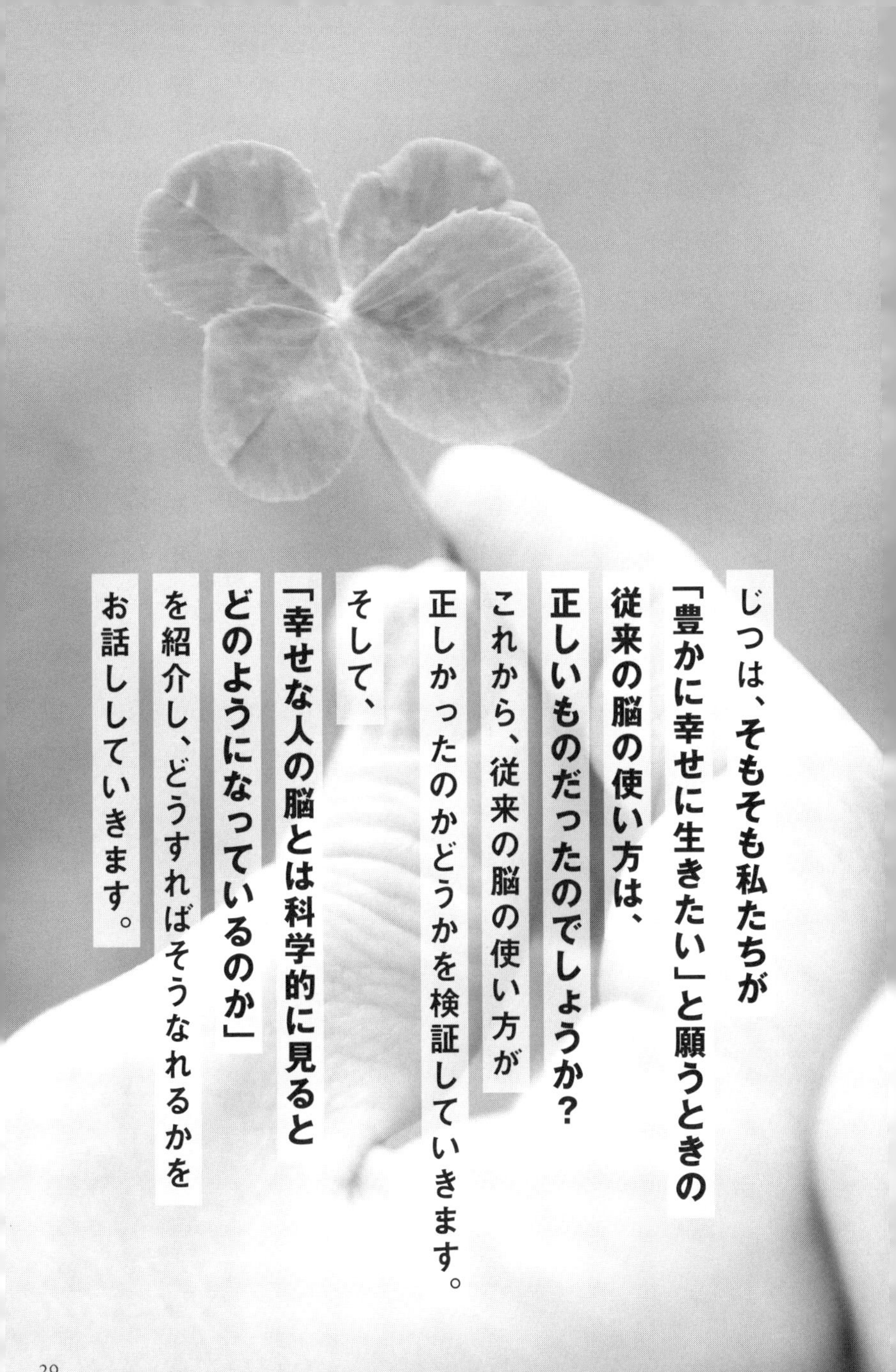

じつは、そもそも私たちが
「豊かに幸せに生きたい」と願うときの
従来の脳の使い方は、
正しいものだったのでしょうか？

これから、従来の脳の使い方が
正しかったのかどうかを検証していきます。

そして、
「幸せな人の脳とは科学的に見ると
どのようになっているのか」
を紹介し、どうすればそうなれるかを
お話ししていきます。

「幸せになりたい」という思いは、幸せを遠ざける

私たちが「幸せに生きたい」と願うときにごく普通にしていること、それは「幸せになろう、なりたい」と頭で思うことですよね。

でも、そもそもそれは、結果的に幸せに生きることに繋《つな》がるのでしょうか。

結論から言うと、「幸せになりたいと願っても、実際の幸せには繋がらない」と言えます。

米国・デンバー大学のモース博士らは、69人の被験者（平均21歳の女性）を2つのグループに分け、次のような実験を行いました。

ひとつのグループには、まず「ポジティブな気持ちでいることが成功に繋がるのだ」というレクチャーを行います。たとえば、人はポジティブな気持ちでいた方が「良い

就職ができて年収が高くなる」「良好な人間関係にも恵まれる」などと教えられます。

そして、もうひとつのグループにはとくにレクチャーは行われません。

その後、両方のグループの被験者に2本の映画を観《み》てもらいます。

ひとつは、「フィギュアスケートの選手が金メダルを取り、観客が興奮している」というハッピーエンドの映画。

もうひとつは、「愛し合う幸せな夫婦が一晩中ダンスを踊るのですが、突然妻が死んでしまい、夫がひとり家に取り残されたシーンで終わる」という悲しい結末の映画です。そして、この2本の映画を観た後に、それぞれのグループの被験者がどのような気持ちになっているかを調べたのです。

その結果は、ハッピーエンドの映画を観終わった後、**「ポジティブな気持ちでいることが成功に繋がるのだ」とレクチャーされたグループは、レクチャーされなかったグループに比べて30％程ポジティブになりにくくなっている**というものでした。

また「ポジティブな気持ちでいることが成功に繋がるのだ」とレクチャーされたグループは、ハッピーエンドの映画を観たときと、悲しい結末の映画を観たときの気持ちがほぼ同じ。それは、レクチャーを受けなかったグループが**悲しい映画を観たときの感情と、ほぼ同じだったのです。**

おそらく、「ポジティブな気持ちでいることが成功に繋がるのだ」とレクチャーされた被験者たちは、映画を観ながら「ポジティブな気持ちでいよう」「ポジティブにならねば（そうでないと成功を得られない）」という意識が働いたのでしょう。

特別な意識を持たず素直に観れば、「すごい！」「やったね！」などとポジティブに感じられたものが、**「ポジティブになろう、なろう」としたことで感じられなくなってしまったのです。**

私たちの多くは「いまより幸せになりたい」と願っています。

しかしこの実験結果を見ると、そう願うこと、幸せになりたいと思うことがかえって幸せな気持ちになりにくくさせることがわかります。

だとすると、豊かで幸せな人生を送るためには、そもそも「幸せになろう」「幸せになりたい」などと思わない方がいいのでしょうか。

じつは、はっきりと言えばそうなのです。

この段階では、納得しづらいかもしれませんが、**「幸せになろう」「幸せになりたい」などと幸せを追い求めることは、じつは幸せを遠ざける結果になるのです。**

脳磨きPOINT

「ポジティブになろう」「幸せになろう」と追い求めすぎない。

悲しみを抱えている人は、なぜ幸せをつかみにくいのだろう

私たちは「幸せになりたい」と願うものですが、**その願いの根っこには「いまの自分は幸せでない」という思いがあります。**

すでに十分な幸せを感じている人は「幸せになりたい」とは考えないでしょう。

つまり「もっと幸せになりたい」と思うことは、いまの自分を悲観していることになるのですが、これがまたますます幸せを遠ざける結果になります。

このことを示したのが、米国・ハーバード大学のラーナー博士らの研究結果です。

この研究では、202人の被験者にそれぞれ違った感情の沸き上がる動画を見せ、その後の脳の反応を調べました。

また、その後に被験者に「いまお金をもらうか？」または「いまもらうよりも多い

額のお金を後でもらうか？」の選択をしてもらいました。

その選択には、「いま受け取る場合は20ドルだが、1年待てば100ドル」「いま受け取る場合は10ドルだが、○○○」など27通りの選択肢が用意されました。

この結果、いつも悲しみに暮れている被験者は、普通の人の2・2倍悲しみを感じていること、また**通常の人より忍耐がなく、将来大きな価値が手に入るとわかっていても、目先の利益を得る決断をしてしまいがちなことがわかったのです。**

たとえば、「1年先には確実に100ドルを受け取れるが、それより少ない額をいま受け取れるとしたら、最低いくらならいま受け取ることを選ぶか」という質問をします。

すると、通常の人は「19ドル」なのに対し、悲しみを抱えている人は「4ドル」まで目減りしてしまうのです。これはつまり、**悲しみを抱えている人は、未来の価値を割り引いてしまうということ。**

もともと人は、一般的に未来の価値を割り引いてしまう（未来の価値より現在の価値を重視する）傾向にあります。

たとえば、いま甘いものをがまんすればそれはダイエットに繋がり、将来ダイエットに成功した方が目の前のケーキより何倍も価値があるとわかっていても、その未来の価値を低く見積もり、いまケーキを食べる喜びを選んでしまうのです。

この時間経過とともに価値を割り引いてしまう脳の特性を、「タイム・ディスカウント」といいます（ディレイ・ディスカウントともいいます）。

この未来の割引率が、一般的な人よりとても高いのが、悲しみを抱えている人といえます。自分の未来に多くの価値を感じていないのです。

また、この実験では**いつも悲しみを抱えている人は、その満たされない状態を物質的なもので早く満たそうとすることもわかりました。**

しかもそれは「近いうちに」ではなく、「いますぐ手にしたい」という衝動に走りがちなこともわかったのです。

ところで、自分は幸せになりたいと思ってはいるけれど、とくに悲しみを抱えているわけではないという人もいるかもしれません。
その場合は、「ネガティブな思考は幸せをつかみにくい」という脳の特性があることをぜひ覚えていてください。

脳磨きPOINT

悲しみを抱えていたり、ネガティブな思考だったりすると、自分の未来の価値を低く見積もってしまう。

年収800万円までは「お金と幸せ」は相関するが……

お金さえあれば幸せになれる――。

お金の量が人の幸せを決める――。

私たちがもっと幸せに生きたいと願うときの、よくある考え方のひとつのパターンですね。

こう信じている人は多いですが、果たしてそれは本当なのでしょうか。

お金と幸せの相関関係を調べた研究は、じつはとても多くあります。

そのうちのいくつかをもとにして考えていきましょう。


まず、米国・パデュー大学のジェブ博士らは、「発展途上国では収入やGDPの増加等の経済発展と個人の幸せ感に相関関係が見られるものの、先進国になるとその関係は成り立たなくなる」という研究結果を出しています。

また、**年間の収入が日本円にして８００万円くらいまでは、収入の高さと幸福感が相関するものの、８００万円～１０００万円を超えるくらいになると相関しなくなるという結果も出しています。**

なぜ相関しなくなるのかといえば、年収が上がると物欲も上がってしまい「あれも欲しい」「これも欲しい」となってしまうため。

年収が上がれば欲しいモノの値段も上がっていきます。土地や高級車など高額なものが欲しくなります。つまりどんなに年収が上がっても欲を満たし切ることはできないため不満が募ってくる、というのです。

私は、人のこのような状態を「強欲無間地獄」と呼んでいます。どれだけ何かを得ても満足できないこの状態はたしかに幸せとはいえないでしょう。

また、米国・イリノイ大学のディーナー博士らの研究では、ひとり当たりの国内総生産（GDP）がUS1万ドル以上になると、幸福感はほとんど横ばいになってしまうという結果が出ています。

ちなみに、日本のひとり当たりの国内総生産がUS1万ドル以上になったのは、1981年。1982年はUS9577ドルでしたが、以降は基本的に右肩上がりで現在は約US3万9000ドル。

この研究結果から考えると、**1980年頃までは日本も「収入が増えると幸福感も増える」という状況にあったといえますが、現在は違います。**

しかし、だからといって「お金がなくてもいい」というわけにはいきませんね。

人が人らしく生きるためには衣食住のための最低限のお金は必要ですし、趣味や余暇のために使えるお金があれば、人はより豊かに生きられるでしょう。

先に、ジェブ博士らの、「年間の収入が日本円にして800万円～1000万円を超えるくらいになると相関しなくなる」という結果を紹介しました。

これは逆に考えれば「年収８００万円〜１０００万円くらいまではお金の量と幸福感が相関する」といえるのです。

お金だけを求めても幸せにはなれないし、だからといって必要なお金がなければ幸せにはなれない、また一定量まではお金の量と幸せは相関関係にあるわけです。

脳磨きPOINT

年収が８００万円以上になると、お金を追い求めても幸せにはなれない。「強欲無間地獄」に陥らないで！

幸福感が上がる目標設定法と下がる目標設定法

お金だけを求めても幸せにはなれないし、だからといって必要なお金がなければ幸せにはなれない……では私たちは、お金についてどのように考えればよいのでしょうか。

ここでひとつの拠《よ》り所にできそうな研究結果があります。

米国・ノックス大学のカイザー博士らの研究では、被験者118〜251人に、それぞれ「6か月後」「2年後」「12年後」の自分のゴールを決めてもらいました。すると**目標の立て方に、大きく分けてふたつのタイプがあることがわかったのです。**

ひとつのタイプは、たとえば「6か月後までに◯◯円の売り上げを達成する」というように、「物質主義的な事柄を目標にする」というもの。

もうひとつのタイプは、たとえば「地域の人5000人を笑顔にしたい！」とまずは決めます。それが実現したら「○○円の売り上げが達成できる」と考えるのです。

どちらのタイプも最終的には「売り上げ」に繋がっているのですが、**一方は自分の物欲を満たすためで、もう一方は人に貢献して喜ばれたい、それによって心の豊かさを満たしたいという違いがあります。**

そして、「6か月後」「2年後」「12年後」に、被験者たちの幸福感はどのようになっているかを調べました。

すると「物質主義的な目標」を設定した人たちは、目標を達成している・していないにかかわらず、時間が経《た》つにつれて幸福感が次第に下がる傾向にありました。

それに対して「心の豊かさ」を目標にする人たちは、こちらも**目標を達成している・していないにかかわらず、時間が経つにつれて前向きで、幸福感・充実感が次第に高まる傾向にあることがわかったのです。**

「お金を第一」に考えた人たちは、結果的にお金が得られても得られなくても幸福感が下がっていき、「心の豊かさを第一」に考えた人たちは結果的にお金が得られても得られなくても幸福感は上がっていったわけです。

この結果を見ると、人は誰かに貢献して喜んでもらえることで幸せになれる、そしてその貢献に対して、お金という形で自分にペイフォワードされても同じように幸せになれるということがわかります。

「心の豊かさ」を目指すことが、幸福感や仕事のやりがいを高めるという実例があります。

私たちは、「脳トレ研修」という「心の豊かさを目的にして、集合知性が発揮できる組織づくり」を目指す研修事業の仕事をしています（集合知性については183ページでお話しします）。

以前、脳トレ研修を導入された、ある住宅関連の企業では、兄弟2人が会社経営に携わっていました。兄弟の仲が悪くいつもケンカばかりしていたとか。会社の目的も、「自分たちが儲《もう》けたいので売り上げを上げる」というものだったそうです。

ですが、脳トレ研修を導入された頃から、儲けるための売り上げ目標ではなく、「会社の従業員が幸せになる」「地域コミュニティを豊かにする」という目的を軸に、売り上げ目標を設定されるようになりました。

その結果、従業員さんたちもそれまで以上に仕事を一生懸命にしてくれるようになり、売り上げも3倍に上がったそうです。

この例からも、単に物質的な目標よりも、従業員の幸せや地域貢献の目標を掲げた方が、仕事のやりがいなどの幸福感が高まり、それに伴って、会社の業績が伸びるということが実際に起こるのです。

じつは、この「心の豊かさ」を第一に考えるというのは、『脳磨き』全般の基本的な考え方」ともいえます。そして「脳磨き」ができれば、どんなに多くの収入を得ても「強欲無間地獄」には陥らずに済みます。得られるお金が一定の量を超えても、幸福感が下がっていくことはなくなるのです。

脳磨きPOINT

まずは他者に貢献することを考える。お金はその貢献の結果として得られるものと捉えよう。

幸せに生きるために学歴は大切か？

頭が良い人の方が幸せになれる——。

これもまた、多くの人が思っていることのひとつではないでしょうか。

頭が良ければ良い学校に入れて良い会社にも入れる、頭の良い人の方が得をする……と多くの人が信じています。

でも本当に、頭が良い方が幸せになれるのでしょうか。

まずおさえておきたいのは、私たちが普段「あの人は頭が良い」「もっと頭が良くなるようにがんばりなさい」などと言うときの**「頭の良さ」というのは、いわゆる「認知能力」を指している場合が多い、という点です。**

２０００年にノーベル経済学賞を受賞した、米国・シカゴ大学のヘックマン教授は、以下のように定義しました。

◎IQ、学力、記憶力など、学力テストで測定できる能力＝「認知能力」
◎意志力、あきらめない力、情熱、自尊心、社交性、自制心、協調性などの学力テストでは測れない能力＝「非認知能力」

非認知能力を担う脳の領域は、認知能力の領域に比べ、脳全体に広がっています。

ヘックマン教授らは、この認知能力・非認知能力が、賃金や雇用などにどのように影響するかを調べています。

米国にはGED（General Educational Development）プログラムと呼ばれる高校卒業資格制度があります。これは学力テストで、このテストを受け一定以上の成績が取れると、学校へ行かなくても高校卒業と同等の資格がもらえます。GEDプログラムは、基本的に認知能力だけを測定するものです。

ヘックマン教授らは、このことを利用して、認知能力と賃金の高さが、どのように関係するのかを調べています。

GEDの効果を分析した結果、認知能力だけ高くても、必ずしも収入の高さには関係しないことがわかってきました。

たとえば、GED取得者は、高校を中退しかつGEDを取得していない者よりも、**社会に出てから得る賃金が少ない**ことがわかりました。

さらに、GED取得者と高校卒業者に陸軍の入学試験を受けさせると、認知能力という意味ではほとんど差が認められませんでしたが、**罪を犯す頻度は、GED取得者の方が軽犯罪では15倍、麻薬犯罪では7倍高くなる**ことが明らかになりました。

なぜこのような結果になるのでしょうか。

ヘックマン教授らは、GED取得者の非認知能力の低さを挙げています。

GED取得者は、学力テストでは合格する程度の認知能力は持っているものの、非認知能力は学校に通っていた人より低く、それが彼らのその後に影響を与えているというのです。

また、**非認知能力の度合いが1から3に上がると給与が1・5倍になる**のに対して、認知能力が1から3に上がると、給与はわずか1・07倍にとどまることもわかっています。

脳磨きPOINT

脳の能力には学力テストで測れる「認知能力」と、学力テストでは測れない「非認知能力」がある。

注：私たちが提供する「脳トレ研修」では、脳の能力という意味で「認知脳力」「非認知脳力」と表現しています。

心理実験でわかった年収も健康状態も良くする方法

非認知能力の重要性を示す実験に、有名なマシュマロ実験があります。マシュマロ実験はここ数年でかなり話題になっているのでご存じの方も多いかもしれませんが、簡単に説明させてください。

通称「マシュマロ実験」は、米国・スタンフォード大学の心理学者ウォルター・ミッシェル博士が中心になって１９６８年〜１９７４年にかけて行われました。

被験者は６５３人の子どもたち。部屋にいる子どもの目の前に、マシュマロがひとつだけ載ったお皿を置き、「このマシュマロをいますぐ食べてもいいよ。でももし15分間食べないで待つことができたらもうひとつマシュマロをあげるよ」と伝えます。

その後、心理学者の大人は部屋から出ていき、子どもたちがどのような行動を取るかを観察しました。

結果は、6割の子どもたちはがまんできずにマシュマロを食べてしまい、4割の子どもたちはがまんができて、もうひとつのマシュマロをもらうことができました。


その後、1984年の追跡調査で子どもたちがどうなっているかを調べました。

するとマシュマロをがまんできた子どもたちは、がまんできなかった子どもたちに比べて、SATという米国の大学入学試験の平均が210点高いことがわかりました。

さらに60人の子どもたちを40年後に追跡調査し、脳の活性を調べてみると、がまんできた子どもたちは誘惑に簡単になびかず、がまんできなかった子どもたちは誘惑に反応しやすい脳の特性があることがわかったのです。

また、**がまんできた子どもたちは、がまんできなかった子どもたちより平均して年収も高く、健康状態も良いことがわかりました。**

このたったひとつだけをとってみても、人が幸せに生きていくために非認知能力がいかに重要かをこの結果は教えてくれるのです。

米国・デューク大学のモフィット博士らも自制心に関する研究を行っています。モフィット博士らは、1972年から1973年にニュージーランドのダネジンという街に生まれた1037人を対象に、彼らが3歳と5歳のときに自制心のテストを行いました。

その後、彼らが32歳になったときに追跡調査を行うと、IQの高さにかかわらず**3歳と5歳の時点で自制心（非認知能力のひとつ）のあった人は、成人してからの健康状態、給料が良く、犯罪率も4倍近く低くなることが明らかになりました。**

また、スペイン・デウスト大学のウルキホ博士らの研究によると、非認知能力である高い共感力や社会性（人とうまく関わる力）があると、年収はそうでないものに比べて、12〜16％ほど高くなり、仕事の満足度もあわせて高くなる傾向がありました。

日本にはいまだに、「良い学校に入れれば、良い会社に入れて良い仕事ができる、そしてより良い給料をもらえるはず」という学歴信仰が根強く残っています。

その結果として、多くの大人が子どもたちの認知能力（学力テストで測れる能力）を一生懸命に伸ばそうとがんばっています。

しかしこれらの結果を見ると、認知能力だけを鍛えても子どもの幸せには繋がりにくいということがわかります。また、**年収や健康状態に影響を及ぼしていることを考えると、大人にとっても非認知能力は重要ということがわかります。**

米国・ハーバード大学のデミング博士らの研究では、**今後、給与が高い仕事に求められるのは認知能力・非認知能力がともに高い人という結果が出ています。**

また、非認知能力と認知能力の一方を重視するとしたら、どちらが大切かという研究では、多くが非認知能力という答えを出しています。

さて、このように見てみると、必ずしも「頭が良ければ幸せになれる」とは言えないようですね。

脳磨きPOINT

人が幸せに生きるには非認知能力を鍛えることが大切。

世界一幸せな脳を持つチベット仏僧の幸せの秘訣

ここまでは、私たちが幸せに生きようとするときの、従来の脳の使い方のよくあるパターンについて見てきました。

ここまで見る限りでは、どうやら従来の脳の使い方では幸せは得にくいといえそうです。

ではどのような脳の使い方をすれば、私たちは豊かに幸せに生きられるのでしょうか。

結論から言うと、脳全体をバランスよく協調的に使えるといいのです。

なぜそう言えるのか、ひとつの研究結果を紹介しましょう。

米国・ウィスコンシン大学のダビッドソン博士が率いる脳科学研究のグループは、**脳にアクセルとブレーキに相当する部位があることを発見しました。**

おでこの奥にある前頭前野がそれにあたり、「左側がアクセル」「右側がブレーキ」に相当します。

その働きは車のアクセルとブレーキに似ていて、脳が何かに集中したり、一生懸命前向きに取り組んだりするときには脳のアクセル部分が活性化、逆に立ち止まるようなときは脳のブレーキ部分が活性化します。

また、**アクセルが活性化していると前向きになり、幸せを感じ、ブレーキが強くなりすぎると心が沈んだり、ネガティブなものの見方になったりしてしまう**ことがわかっています。ブレーキは強くなりすぎると鬱《うつ》になる場合もあります。

といっても、車のアクセル、ブレーキと同じように、脳のアクセル、ブレーキもそれぞれに重要な役割を持っています。

この研究グループは、1000人以上の人の協力を得て、頭部に128個の脳波測定装置をつけてもらい、**脳のアクセルの活性が高いのはどのような人なのか**を調べました。

その結果、**もっともアクセルの活性が高かったのは、チベット仏教の僧侶マシュー・リカール氏でした。**彼はフランス生まれで、1972年からヒマラヤで瞑想の修行を始め、ダライ・ラマの通訳も務めています。

脳のアクセルの活性が高いと幸せを感じるので、リカール氏は「(脳科学的に)世界で一番幸せな人」とも言われています。

この研究で、リカール氏は普通にしていても、通常の人よりも10〜100倍、アクセルの活性が高いことがわかりました。

また、**リカール氏のアクセルの活性がさらに高まるときがあり、それは彼が慈しみ(利他)の心で世界平和や人の幸せを祈る瞑想をしていたときでした。**このときの、脳のアクセルの活性化は普段の5倍以上で、通常の人の50〜500倍だそうです。

リカール氏の結果が出ると、他のチベット仏教の悟りを開いたお坊さんたちも調査に協力してくれるようになったそうで、そのお坊さんたちの脳の活動パターンは、リカール氏と同様なものだったそうです。

この研究で注目すべきは、リカール氏の「脳のアクセルの活性がもっとも高まるのは、彼が利他の心で世界平和や人の幸せを祈る瞑想をしていたとき」だったという点です。このときの脳の状態は、セルフレスなのです。「セルフレス」というのは「私心がない」などと訳されますが、脳科学的にどういう状態かを追々説明していきます。

「幸せに生きたい」と思うとき、ついもっとお金が手に入るようになるにはどうしたらいいか、自分の願いがかなうようにするにはどうしたらいいかなどと、自分の欲求を追求しがちです。そしてその欲求がかなうことが幸せと思いがち。

しかしこの研究では、**人の脳は自分のことより他者の幸せを願っているときの方がセルフレスな状態で、幸せを感じられる**という結果が出ているのです。

脳磨きPOINT

脳に「アクセル」と「ブレーキ」に相当する部位があり、アクセルが活性化すると、幸せを感じる。

エゴが強いと脳全体のバランスが崩れる

世界一幸せな脳の持ち主である、チベット仏教の僧侶マシュー・リカール氏が「利他の心で世界平和や人の幸せを祈る瞑想をしていたとき」、脳のアクセルに相当する部位はもっとも活性化していました。

そしてその状態は、「セルフレス」でした。

セルフレスな状態というのは、脳全体がバランスよく使えている状態です。

では、脳全体のバランスを崩してしまうのはどういう状態でしょう。

それは、「エゴ」が強いときです。**脳の回路を分断し、脳全体のバランスを崩し、働きを鈍らせてしまう〝犯人〟はエゴなのです。**

私たちは誰しも「まずは自分」「自分さえよければ」といった「エゴ」を持っていま

す。それは私たちが生物として生きていくために必要不可欠なものでもあるのですが、**そのエゴはあまりに強いと脳の回路を分断してしまいます。**

それによって脳は全体的に使われず、偏った使い方になってしまうのです。

この章の冒頭で、「幸せを追い求めることは、じつは幸せを遠ざける結果になるのです」と書きました。その状態は、非常にエゴが強くなっている状態でもありますね。また、物質的なお金だけを追い求めている状態もまたエゴの強い状態です。

つまり、私たちが豊かに幸せに生きるためには、これらのエゴを少なくし、脳全体をバランスよく使うこと（脳をセルフレスな状態に近づけること）が大事なのです。

脳磨きPOINT

自分さえよければの「エゴ」を少なくし、セルフレスな状態にすれば、幸せを感じる。

近年大注目！「島皮質」のすごい役割

「豊かに幸せに生きるためには、脳全体をバランスよく使えばいい」と書きましたが、具体的にどうしたら脳全体を使うことになるのか？

ここからは脳全体をバランスよく使う方法を見ていきましょう。

プロローグでも少しお話ししましたが、**脳全体をうまく使うためのひとつの鍵となるのは、脳の中の「島皮質」という部位です。**

島皮質は、他の部位に覆われている部分に位置し、外側から見えないこともあり、これまであまり注目されてきませんでした。しかしこの10年くらいの間に、研究者たちの間でにわかに注目を浴びている部位でもあります。

前頭前野は脳の高次機能を司《つかさど》る、海馬は記憶に深く関わるなど、脳の部位はそれぞれの働きがあります。

一方、**島皮質は、私たちの心に起きる感情や反応のうち、社会的感情、道徳的直感、共感、音楽への感情的な反応、依存、痛み、ユーモア、他者の表情への反応、購買の判断、食の好みなどに関与します。**

また島皮質は、前出の非認知能力にも重要であることがわかってきています。たとえば、米国・アイオワ大学のリー博士らは、意志力や自制心に島皮質が関わっていることを示しています。

さらに島皮質からの情報は、脳の他の部位、とくに前帯状回や前頭葉に伝えられて、意思決定に関わります。

このように島皮質は幅広く活躍しているのですが、もう少し統合的に言うと、**島皮質は脳のなかで「ハブ（中継基地）」のような役割をしています。**

自分の外側から来る感情と内側の感情を繋ぐ、他人の気持ちと自分の気持ちを繋げる、過去の自分といまの自分や、いまの自分と未来の自分のイメージを繋げるといった**時間的なハブの役割もします。**

このハブの働きによって、私たちは他者の気持ちを理解し、他者に共感することができます。**島皮質が発達している人は共感力に優れていることもわかっています。**

このように、島皮質は脳の中でいろいろな箇所を繋ぐ非常に重要な役割をしているのです。

これはつまり、中継地点である島皮質の働きを強化すれば、脳全体が使われることになるということ。

逆に考えると、**島皮質が発達している人は脳全体をバランスよく使うことができている幸せな人**といえます。

イギリス・スターリング大学のルイス博士らの研究はこのことを裏づけるような「ウェルビーイングと島皮質の厚みは正の関係にある」という結果を出しています。

ウェルビーイングとは幸福の概念なのですが、ぴったりはまる日本語がありません。

1947年に採択されたWHO世界保健機関憲章の中に「健康とは、病気でないとか、弱っていないということではなく、肉体的にも、精神的にも、そして社会的にも、すべてが満たされた状態（well-being）にあることをいいます」（日本WHO協会訳）

とあり、ウェルビーイングの概念を理解するのに役立ちそうです。

つまり、幸せな人というのは島皮質が厚いのです。

これは逆に考えると、**島皮質が厚くなるような脳の使い方をすれば私たちは幸せになれるということです。**

ちなみに、先に「人が幸せに生きられるかどうかは非認知能力が鍵を握っている」と書きましたが、島皮質が厚くなるような脳の使い方は、非認知能力も鍛えます。

脳磨きPOINT

脳全体をうまく使うための鍵となるのは島皮質という部位。島皮質が厚くなるような脳の使い方をすることが、幸せに生きることに繋がる。

脳は死ぬまで成長する！何歳からでも幸せになれる！

どのような脳の使い方をすれば、島皮質は厚くなるのか——。

これを説明する前に、そもそも脳は鍛えて大きくなるものなのかを見ていきましょう。

脳が成長するのは子どものうちだけで大人になったら成長は止まってしまうのではないか、鍛えて大きくなるものではないのではないか、と思っている方も多いかもしれません。

結論から言うと、脳は大人になってからでも鍛えれば成長することが、いくつもの研究からわかっています。

1920年代にすでに、米国・ラーシュレイという研究者が猿を使った研究で、脳の柔軟性を見つけています。脳が傷ついたことで動かなくなった猿の手足が、だんだん動くようになったのを見つけたのです。

その後1960年代になると、脳卒中で特定の脳機能が働かなくなった人でも、リハビリすると機能回復が起きることがわかりました。

また、脳の機能回復、要は機能が元に戻るだけでなく、「脳は大人になっても成長する」という研究結果も出ています。

ドイツ・レーゲンスブルク大学のドラガンスキ博士らは、平均年齢22歳の24人を「ジャグリングの練習を3か月してもらうグループ」と「ジャグリングの練習をしないグループ」の2つに分けました。

そして3か月後、それぞれのグループの脳の測定を行いました。

すると、ジャグリングの練習をしないグループの人たちの脳に変化は見られませんでしたが、**練習したグループでは、動体視力を司る脳の部位（v5）が3％ほど厚みを増していたのです。**さらに練習をやめてから3か月後に再び脳の測定を行うと、練習直後よりやや薄くなったものの、厚みを増したまま（練習前より2％厚みが増した状態）保たれていました。

この研究結果は「脳は鍛えることで成長する」ということを示していますが、一方で、「20代の若い人たちの脳だから変化が起きやすかったのでは？」という疑問が生まれます。

そこでドイツ・ハンブルク大学のボイク博士らが、平均年齢60歳の人たちに協力してもらい、ジャグリングを使った同じ実験を行いました。25人の被験者には3か月間練習してもらい、別の25人にはジャグリングをしないでもらいます。

3か月後、それぞれのグループの人たちの脳を調べると、ジャグリングを練習していた人たちの、動体視力を司る脳の部位（ｖ５）が４％近く厚みを増していることがわかりました。

このことから、60代の人たちでも20代の人たちと同じように脳の変化が起こることが明らかになったのです。

この他にも、トルコ・マルマラ大学のデュール博士らの研究では「空手」をやった場合、また米国・ワシントン大学のヒューバー博士らの研究では「速読」をした場合にも、脳のよく使われている領域に変化が起きることがわかっています。

このように大人になっても脳は鍛えれば成長するのです。

筋肉トレーニングには年齢制限はない、筋力はいくつになっても鍛えることで強化されていくと言われていますが、これは脳も同じで、鍛えることで強化されていくのです。**つまり、脳全体を使うための鍵となる島皮質も鍛えれば大きくなります。**

しかもその努力は何歳になってもできます。私たちはいくつになっても幸せに生きるための努力ができるし、その努力の成果を期待できるのです。

脳磨きPOINT

脳はいくつになっても成長する。
だから、幸せで豊かに生きるための鍵となる脳の島皮質も鍛えれば大きくなる!

脳内のエゴを掃除し全体をバランスよく使える「脳磨き」

脳も筋肉と同じで、鍛えたい部分をよく使うことでその部分が強化されていきます。たとえばジャグリングを練習してうまくなるということは、ジャグリングを行うための脳の部位がよく使われ強化された結果なのです。

だから、**島皮質を鍛えるには、島皮質に関する思考や感情、行動を意識的にできるだけ多く増やしていけばよいのです。**

では、島皮質はどのような思考や行動に関わっているのでしょうか。

ドイツ・マックス・プランク研究所のゴアラ博士らの研究は、次のようなところで島皮質が関わっているとしています。

- 言葉や音楽、絵画に触れたときに感情・感動が生じること

- いろいろな感覚の統合
- 社会性の関わりを持つとき
- 他者に共感するとき
- 注意散漫状態のときと、集中状態の切り替えのとき

また、米国・バロー神経学研究所のクレイグ博士らの研究では、「島皮質は、私たちが心の中で時間の感覚を持つことに役立っている」と言います。

島皮質によって、私たちは過去の自分と現在の自分を統合できるのです。

たとえば、「いまの自分があるのは過去のこういう自分があったからだ」などといった考えができるようになるのです。

といっても、これらは島皮質が関わっていることの一部にすぎず、すべてではありません。島皮質はいろいろなところが関わっているので、いざ島皮質を鍛えようと思っても、どこから手をつけてよいのか迷ってしまいます。

そこでもう一度整理してみましょう。

脳のアクセル部分が活性化している幸せな脳の状態とは、セルフレスな状態。セルフレスな脳の状態というのは、脳全体がバランスよく使われている状態です。

そして脳全体をバランスよく使う鍵は、島皮質にありました。

つまり、**大事な目的は「脳全体をバランスよく使うこと」。そのために脳をセルフレスな状態に近づけていくことです。**

そこで島皮質が関わる思考や行動のうち、セルフレスに繋がる重要なものをピックアップしました。

さらに、島皮質との関わりが直接なくても、脳内のエゴの掃除をするような（＝セルフレスに繋がる）思考法や行動を加えました。それが次の6つなのです。

- 感謝の気持ちを持つ
- 前向きになる
- 気の合う仲間や家族と過ごす
- 利他の心を持つ

・マインドフルネス（脳トレ坐禅）を行う
・Ａｗｅ（オウ）体験をする

この6つの思考法・行動は、どれも脳内をセルフレスに近づけていくことに繋がります。

島皮質を鍛えるもの（とくに「気の合う仲間や家族と過ごす」「利他の心を持つ」「脳トレ坐禅を行う」）であり、また、島皮質を鍛えることに繋がる非認知能力を鍛えます。

ですので、まずはこの6つを実践していけば脳全体がバランスよく使われる状態となります。そして、**この6つが「脳磨き」なのです。**

この6つの「脳磨き」法が、それぞれどのように私たちにプラスの影響を及ぼすのか、また、実践することで、私たちが豊かで幸せに生きることにどう繋がっていくのかを次章以降で解説していきます。

その前に大事なポイントをひとつだけ伝えさせてください。

この「脳磨き」は続けていくことがとても大切です。

「脳磨き」をして脳が全体的に協調して使われる状態となっても、「脳磨き」をやめてしまうと脳はまた元に戻ってしまうのです。ある意味、身体《からだ》や筋肉を鍛えることと同じです。一度にたくさん運動をしたからと言って、一生健康に過ごせるというわけではありません。

「脳磨き」を続けていくと、「あ、これが幸せで豊かに生きることなのか」と気づく瞬間が訪れると思います（それはきっと度々起きます）。

それはあるとき突然気づくのですが、その気づきが起きるためには、日々、「脳磨き」を積み重ねつづけていくことが大事なのです。

脳磨きPOINT

島皮質を鍛えるために、脳内のエゴを掃除し、セルフレスに近づけていく。それが「脳磨き」。

第2章

脳の回路にポジティブな変化をもたらす「感謝」

Unleash the Brain Power

〈第2章のガイド〉

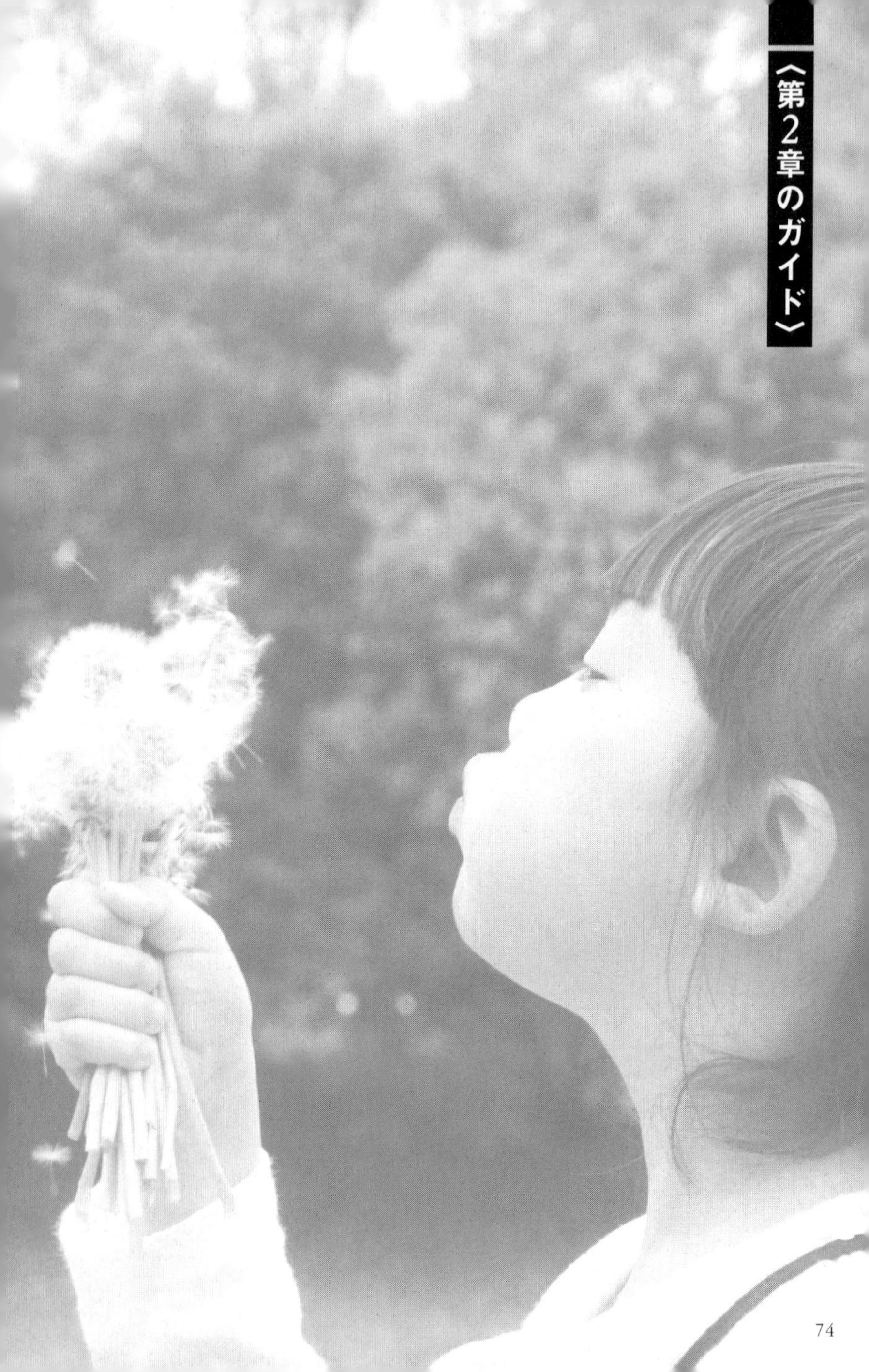

「誰かに何かをしてもらったときに感謝する」
「誰かに何かをもらったときに
ありがたいと思う」……など、
「感謝する」ということは、
誰もがこれまでに
何度もしてきていることでしょう。

しかし、**「脳磨き」**としての**「感謝する」**は、
このような誰かに何かをしてもらったときの
感謝だけではありません。
もちろんそれも含むのですが、
一見、感謝の対象が何もないようなときにも
常に感謝の気持ちを抱くのです。

そのような状態でいることは、脳を活性化し、
脳全体をバランスよく働かせて
心とからだにさまざまなメリットを
もたらします。

それはどのようなメリットなのか、
またどうしたら
常に感謝の気持ちを抱けるようになるのかを
本章で解説していきます。

良いことがあって感謝するだけではネガティブになる

常に感謝の気持ちを抱く——。毎日「ありがとう」と言う——。

このようなフレーズは、自己啓発本などでもときどき見かけるので「いまさら……」と思う方もいるかもしれません。

しかし常に感謝の気持ちを抱くことは、**脳機能を高め、脳を全体的に働かせることに役立ち、心と身体《からだ》にさまざまなメリットをもたらします。**

だからこそ、「脳磨き」で目指すのはこの状態です。

そのために、まずおさえておきたいのは感謝には2種類あるという点です。

米国・カリフォルニア大学リバーサイド校、アルメンタ博士らは、感謝を次の2種類に分け、それぞれの定義とそれらがもたらすものを明らかにしています。

◎恩恵的感謝（Doingの感謝）……ポジティブな成果を得たから感謝する、というもの。自分に良いことがあったと解釈できるときに感謝する。所為（Doing）によるので、「Doingの感謝」と表現しています。

◎普遍的感謝（Beingの感謝）……感謝の気持ちをいつも感じている心のあり方（Being）のことです。その効果として、「生きていることに感謝」「家族や仲間が存在してくれることや一緒にいられることに感謝」など、あらゆるものに感謝することができるようになるのです。ここには、恩恵的感謝も含まれます。

「感謝する」といったとき、多くの人がイメージするのは恩恵的感謝の方かもしれません。たとえば、誰かに何かをしてもらったから感謝する、何かをもらったから感謝するというように。

しかし、この研究では**「恩恵的感謝」だけをしていると、エゴが強くなり、次第に気持ちが暗くなり、長期的には鬱《うつ》傾向を強くするという結果が出ています。**恩恵的感謝だけの人は、何か良いことがないと感謝できないので、自分の調子が良くないときや何かつらいことが起きたときなどにはとくに、気持ちが沈んでしまうのです。

一方、**恩恵的感謝も含む「普遍的感謝」は成長意欲が増大し、困難に立ち向かう勇気が持てるようになるとしています。**

「脳磨き」としての「感謝する」が目指すのは、この普遍的感謝です。

何か特別な良いことがあったから、何か得することがあったから感謝するのではなく、常に感謝の気持ちを抱いている状態です。

脳磨きPOINT

特別なことがなくても常に感謝の気持ちを持つことは、何があっても成長できる。

いつも感謝を感じていると免疫力が高まり鬱になりにくい

では、常に感謝できる状態になるとどんなメリットがあるのでしょうか。
まずは身体への良い影響を見てみましょう。

シンガポール・シンガポール国立大学、ハータント博士らは、1054人の被験者に協力してもらい、インターロイキン6の血中濃度と感謝についてのアンケートを取りました。インターロイキン6とは身体が炎症を起こしているときにたくさん出るタンパク質で、炎症反応の指標としてもよく使われます。

その結果、**何かとくに良いことがなくてもいつも感謝の気持ちを持っている人は、インターロイキン6が低く保たれていることがわかりました。**

身体が慢性的な炎症を起こしていると、寿命が短くなったり、不健康になったりします。

常に感謝の気持ちを持っている人は、身体の炎症が抑えられ、その指標となるインターロイキン6の血中濃度が低く抑えられるということがわかってきたのです。

またストレスは、免疫力を弱めるなど身体にリスクを与えますが、感謝はこれらのリスクを低減します。そして、大変な状況もプラスに捉え、自分の糧に転換しやすくしてくれます。

さらに、**常に感謝の気持ちを表現する人は、高い免疫機能を獲得できることもわかっています。**

他にも、いつも感謝をしている人は、困難なことに遭遇しても問題解決に早く行きつくことができ、**大変な状況にも順応しやすく、鬱になりにくいといった結果も出ています。**

ルーマニア・ティミショアラ西大学のタルビューレ博士らの研究では、113人に協力してもらい、感謝の度合いと鬱の度合いを調べ、その結果、反比例の相関関係を見つけました。

ここで注目するべきなのは、感謝の内容に触れていることです。

「ここでいう感謝は、相手に何かをしてもらったときの感謝だけでなく、人生のポジティブな面に気づき、ありがたく思うような場合。また人間だけでなく非人格的なもの、たとえば自然や神、動物などにも注がれる心の状態をいう」としています。

先ほどの2分類でいえば、この研究でいう感謝とは「普遍的感謝」なのです。

脳磨きPOINT

感謝の気持ちで意欲が湧き、身体の免疫機能を高める。

将来の幸せを選択できる「成長志向の脳波」が出る

「いつも感謝していると、成長や進歩をしなくなるのではないか？」

そんな疑問をいだく人もいるかもしれません。

私自身、かなり長い期間そう思っていました。

たとえば、「料理を出されても簡単においしいと言わない方が、もっとおいしい料理を作ってもらえるのではないか、それが相手の成長に繋《つな》がるのではないか」「仕事をしてもらっても、簡単にありがとうとか言わずに足りない部分・できていない部分を指摘した方が、もっと仕事をしてもらえるのではないか」と考えていたのです。

でも、それは、恩恵的感謝のイメージが強くなってしまっているからということに気がつきました。

接客の仕事をしている人ならわかると思うのですが、お客様からクレームを言われたときと、感謝の気持ちを伝えられたとき、どちらが「もっとがんばろう！」という気持ちになるかです。

クレームを言われたときには、「もっとキチンとしなければ」と思われるでしょう。でも、接客や営業を経験された方なら、お客様から感謝の気持ちを伝えられたときは、本当にうれしいし、本気でもっとがんばろうという気持ちになると思います。

実際に、感謝の気持ちを伝えられると、仕事のパフォーマンスが1・5倍に高まるという研究報告があります。

さらに、「感謝の気持ちを持ちつづけている人は成長志向になり自制心が高まる」という研究結果もあります。

この結果を発表したのは、米国・ノースイースタン大学のディケンズ博士らです。ディケンズ博士らは105人の被験者に協力してもらい、まずは各被験者にライフスタイルに関するアンケートを取りました。次に日記を3週間つけてもらい、それをもとに感謝と幸福感を評価します。

その後、被験者にタイム・ディスカウント（遅延報酬選択）のテストを受けてもらいました。前章でもお話ししましたが、人の脳には、タイム・ディスカウントという特性があります。これは、時間が経《た》つにつれ、その価値を過少に見積もってしまうことです。その特性を調べるのが、タイム・ディスカウント（遅延報酬選択）のテストです。

簡単に言うと「すぐもらえる小さな報酬」と「将来にもらえる大きな報酬」のどちらを選ぶかをテストするもの。

たとえば「研究に協力した報酬を明日受け取る場合は1万円ですが、受け取る日を遅らせればそれだけ受け取る金額が増え、1か月後に受け取る場合には1万5000円になります。あなたはいつ受け取りますか」などと聞くのです。

このテスト結果と感謝の相関関係を調べると、**感謝心が大きいと「将来の大きな報酬」を選択する傾向があることがわかりました。**

感謝心が1ポイント大きくなるにつれて、遅延選択の報酬が1・3倍になる。要は、感謝心が大きい人の方がより長く待つことができ（＝成長志向で自制心があるということ)、より大きな報酬を受け取ることがわかったのです。

さらにこの研究では、脳波まで調べています。

「遅延報酬選択のテスト」で**忍耐強く待てる人は、頭頂葉からの脳波が大きくなります。**この脳波は、成長志向で自制心が強くなっているときに起こることがわかっています。

感謝をすると、脳にも変化が起こり、それゆえに忍耐強くがまんできる状態が作られるのです。

脳磨きPOINT

感謝の気持ちを持ちつづけると、成長志向になり自制心が増す。

脳回路に変化を起こし、物事をプラスに受け止められる

感謝することは脳を活性化しますが、このことを示したのが韓国・ヨンセ大学のキョン博士らの研究です。

被験者に「感謝のワーク」を行ってもらい、そのときの脳の状態を調べました。

感謝しているときには、脳内で複数の領域がプラスに繋がり、活動が活発化します。一方、怒っているときには、繋がりが弱くなり、その領域の活動が低下してしまうことがわかったのです。

もう少し具体的に言うと、側坐核（大脳辺縁部に存在する神経細胞の集団）をベースにした機能的繋がりが中側頭回（側頭葉にある脳回のひとつ）で強くなり、一方で被験者が怒りを感じたときには繋がりが弱くなりました。

またこの研究では、人生にとても幸せを感じている人（＝自分の人生に感謝できて

いる人）は、**ネガティブな状況に陥ったときでも、前向きに脳を活性化できるという結果も出ています。**

たとえば、新型コロナウイルス拡大で社会不安が高まっているときにも、自分ができること（マスクを作って寄付するなど）を一生懸命にしようという気持ちが高まるなどです。さらには、いろいろなことにチャレンジするようになることもわかってきました。

実際に、「脳磨き」を一緒にしている仲間のKさんの例です。

自分が感染しない・周りの人に感染させないという配慮はもちろんですが、いつも予備の新しいマスクを持ち歩いているそうです。

そして、公共の乗り物の中で咳《せき》をしているのにマスクをしていない人がいると「このマスクをお使いください」と手渡すようにしているのだそうです。

これはつまり感謝をいつも感じていると、**自分のできることをしようという気持ちが強くなるということ。このような脳の使い方をしている人は、大変な状況に陥ったとしても、物事を前向きに捉え、チャレンジしつづけることができます。**

Ｋさんは、実際にかなり早い段階で、大学の講義にオンライン勉強会を導入して、多くの方たちに喜ばれていました。

不安なこと、つらく悲しいことも含めて、物事は必ずプラスの要素を含んでいるはずなのですが、その要素を見つけやすくなり、プラスのものとして受け止めやすくなるのです。

脳磨きPOINT

感謝の気持ちを感じているときには、物事のプラスを見つけやすくなる。

自分への「ダメ出し」よりも感謝を感じている人が成長していく

ここまで「感謝すること」がもたらすメリットをお伝えしてきました。

そのなかでも、**「感謝」のもっとも大きなメリットは、意欲が湧くこと**だと私は考えています。

ですが、満足しないことや、できていないこと、ダメなことを見つけて、自分に「ダメ出し」する方が成長するのではないか……と思ってしまいがちです。

あるいは、「自分に厳しく、鍛錬している人」の方が成功する。

「自分に厳しく、鍛錬している人」と「たくさんのダメ出し」がリンクしているように思いますが、それは本当なのでしょうか？

米国・カリフォルニア大学バークレー校のブレインズ博士らの研究で、次のことが明らかになっています。

それは、「ダメ出し」よりも、「Beingの感謝」（感謝の気持ちをいつも感じている）ができる人の方が、成長意欲は高く、心が折れにくいということです。

人は感謝の気持ちに満ちていると、何か人のために役立ちたい、もっと何かやりたい、新しいことにチャレンジしたいといった思いが強くなり、成果が出やすくなるのです。

「意欲が湧く→実行する→成功する→次の意欲が湧く」といった、成功サイクルがまわりやすくなるわけです。

脳磨きPOINT

ダメ出しよりも、感謝が意欲を湧かせ、成長サイクルに導く。

つらいときでも感謝できる人は、「感謝の脳回路」が鍛えられている

ところで、常に感謝をしたり「ありがとう」と言ったりするのは、案外むずかしいと思いませんか。

何か特別な恩恵を受けたときならまだしも、とくにそういうものがない「普遍的感謝」はなかなか持ちにくいものではないでしょうか。

とくに、つらい状況に置かれているときや、悲しい思いをしているときはなおさらですね。そんなときに、「それでも感謝をしなさい」と言われても、たいていはそれどころじゃないでしょう。

ですが、**脳の観点からいうと、それがむずかしいのは普段から「感謝の脳回路」が鍛えられていないためなのです。**

じつはかつての私がそうでした。

私は子どもの頃、父親から家庭内暴力を受けていたのです。このつらく悲しい体験が原因で、私はかなり長い間、人とうまく付き合うことができませんでした。

どうして自分はあんな親父の下に生まれてしまったのか、自分は生まれてこない方がよっぽどよかったと思っていました。

プロローグでも触れたように、そんな状態は大人になっても続き、たとえば本で「感謝が大事」などというくだりを読んでもまったくピンと来なかったのです。

それどころか「感謝なんかできるものか！」と腹立たしくさえ思っていました。

でもこのように私が感謝をできなかったのは、それまで「感謝」の脳回路をほとんど使ったことがなかったためです。感謝の脳回路がまったく鍛えられておらず、それゆえ感謝の気持ちを抱けなかったわけです。

感謝の脳回路が鍛えられていない人に「つらいときにも感謝をしなさい」と言うのは、普段筋トレもやっていないような人に、「オリンピックに出なさい」と言っているようなものなのです。

つまり常に感謝できるような状態にするには、小さな感謝でもよいので日々「感謝の気持ち」を持ちつづけて、感謝の脳回路を鍛える必要があるのです。

感謝の脳回路が鍛えられると、感謝の種を見つけやすくなり、常に感謝できる状態に近づくのです。

脳磨きPOINT

感謝の気持ちを積み重ねていくと、感謝の脳回路が鍛えられ感謝しやすくなる。

「感謝する」ではなく「感謝」という感情

「感謝が大事と言われても、そんなにたくさん感謝することは見つからないよ」

企業研修などで感謝について話すと、このように言われることがあります。同じように感じている方は多いかもしれませんね。

そこで「感謝」ということについて、もう少し具体的に考えてみましょう。

日本では感謝というと、「感謝する」という動詞で捉えることが多いですよね。ですが、英語圏では「感謝（gratitude）」という名詞そのままで、**感謝は感情のひとつとして捉えられています。喜びや悲しみ、怒りなどと並列にあるのです。**

感情というのは、実際に自分の外側で何かが起きなくても、その気になれば自分でいくらでも変えることができます。

喜ぼうと思えばニッコリしたり、「やったー!」と飛び上がったりして、その気になれますし、怒りも嫌な体験などを思い出すと自然と湧いてきますね。

感謝もこれらと同じ感情のひとつだとすると、特別な何かが起きなくても、自分次第でいつでも「感謝」の気持ちになれるはずです。

米国・カリフォルニア大学リバーサイド校、アルメンタ博士らが感謝を「恩恵的感謝（Doingの感謝）」と「普遍的感謝（Beingの感謝）」の2種類に分けたということを先に書きましたが、この「普遍的感謝」は感情のひとつとしての「感謝」に近いといえるでしょう。

そして「脳磨き」の「感謝」もまた、感情のひとつとしての「感謝」に近いといえます。何か特別なことがあったから「感謝する」のではなく、常に「感謝」の気持ちであろうとすることなのです。

こう考えると、常に感謝の気持ちを抱くことはそうむずかしいことではないように思えませんか。

私がこの「常に感謝の気持ちを持つ」ということを学んだのは、京都セラミック株式会社（現・京セラ）を設立し、現在同社の名誉会長の職にある稲盛和夫氏の著書『生き方』からです。

その中で、氏は「困難があれば、成長させてくれる機会を与えてくれてありがとうと感謝し、幸運に恵まれたならなおさらありがたい、もったいないと感謝する」と述べています。

私もこのような感謝を続けていきたいと思っています。

脳磨きPOINT

感謝は感情のひとつ。特別なことがなくても気持ち次第で感謝はできる。

「感謝の脳回路」を鍛える「勇気づけ」の習慣

どうしたら、「感謝の脳回路」を鍛え、感謝を習慣づけることができるでしょうか。

たとえば毎日「感謝日記」をつけるのも、その方法のひとつです。

その日に起きた感謝するべき出来事、感謝したい物事をつづっていくのです。

「今日も元気に過ごせたことに感謝」「今日もおいしくご飯が食べられた。ありがとう！」「ご飯を作ってくれたお母さんに感謝！」「マンションのエントランスが今日もきれいだった。ありがたい」「仲間と楽しく過ごせた。どうもありがとう」……など、改めて意識してみると感謝の気持ちが湧いてくることは、一日のなかに意外とたくさんあるものです。


といっても、じつは私は毎日日記をつけるのがあまり得意ではありません。

ですから感謝日記の代わりに毎日「勇気づけ」を意識しています。

「勇気づけ」とは、アドラー心理学の用語で、他者に対してその人を勇気づけるような言葉を掛けることをいいます。

勇気づけというと「がんばって」「期待しているよ」「すごくがんばったね」などの言葉を思い浮かべるかもしれませんが、**たとえば「ありがとう」「あなたのおかげです」などの感謝の言葉も相手を勇気づけるのです。**

公共のトイレを利用すると、スタッフの方が清掃している場合がありますね。そのようなとき、そのスタッフの方に「ありがとうございます」などと声を掛けるのです。

先日、鹿児島空港のトイレを利用したときには、女性清掃員の方が一生懸命便器を磨いていました。そこでその方に、「いつもきれいにしてくださってありがとうございます」とひと声掛けました。実際トイレはとてもきれいで気持ちよく使わせてもらえたのです。

その方は、「こちらこそありがとうございます」と言って、すごくいい笑顔を返してくれました。そんな反応をしてもらえると、こちらの気持ちもすごく前向きになります。

また、私は自宅から仕事場に行くときにバスを利用しているのですが、**バスを降りるときには必ず運転手さんにお礼を言うようにしています。**

東京の公共バスは前のドアから乗って後ろのドアから降りるので、降りるときに運転手さんにお礼を言うには相当大きな声を出さなければなりません。お礼を言ってバスを降りるのは小学生くらいで、大人ではほとんどいません。

そんななかで「ありがとうございました」と大声を出すのは、最初の頃は少し恥ずかしく抵抗がありました。バスを利用するときにはたいてい妻も一緒なので、妻も「ありがとうございました」と言いますが、妻も最初は恥ずかしかったといいます。

でも、お礼を言った後にミラー越しに運転手さんが笑顔を返してくれるなどすると、だんだん慣れてきました。

さらにそれを続けていると、徐々に他の人のなかにもちらほらお礼を言って降りる人が現れはじめたのです。

このように感謝することを習慣づけていくと、「感謝の脳回路」が鍛えられてきて、あらゆることに感謝ができるようになるということを脳科学研究が教えてくれています。

そして「常に感謝の気持ちを持つ」ようになれる。それは脳を活性化し、私たちにさまざまなメリットをもたらしてくれるのです。

私が「勇気づけ」を意識しはじめたとき、最初はお店のレジなどで「ありがとうございます」と言うことから始めました。

あるいはレストランに入ったら、席まで案内してくれたスタッフ、お水を運んできてくれたスタッフ、注文を取ってくれたスタッフにそれぞれお礼を言うようにもなりました。

さらに気がついたのが、バスを降りるときにもお礼が言えるということです。

次々に感謝できることが見つかってきます。

感謝は「ここまでできれば、もう十分」ということはありません。

私は「脳磨き」を始めて、昔よりは感謝の種を見つけられるようになってはいると思います。それでも、まだまだ気がついていないこともたくさんあるはずです。

目指すべきは「恩恵的感謝」を含んだ「普遍的感謝」の気持ちを持つこと。恩恵的感謝の小さな種を見つけ、感謝の気持ちを持ちつづけようとすることは、普遍的感謝の気持ちを持つことに繋がるはずです。

そのためにも、もっともっと感謝の脳回路を鍛えていきたいと思います。

脳磨きPOINT

常に感謝の気持ちを持つには、感謝することを習慣づけることが大事。まずはお店のレジで「ありがとうございます」と言うことから始めよう。

第3章

「前向きな気持ちが人生を変える」を脳科学的に裏づける

Unleash the Brain Power

「脳磨き」の２つ目のポイントは、
「前向きになる」です。

前向きな気持ちで、
物事をポジティブに捉えると
人生はうまくいく……というのは、
自己啓発書などでおなじみですが、
その仕組みを脳科学的に紐解きます。

簡単に説明すると、
気持ちが前向きだと、脳は活性化され、
脳全体が働きやすくなるため。
具体的にどのような活性が起きるのかは
多くの研究が明らかにしていますので、
それを本章で紹介していきます。

人にはもともとネガティブなものに
反応しやすい性質などもあり、
ポジティブになることは
むずかしくもあります。

ではどうしたらポジティブになれるのか、
自然に前向きになれるのか、
その方法やコツを解説していきます。

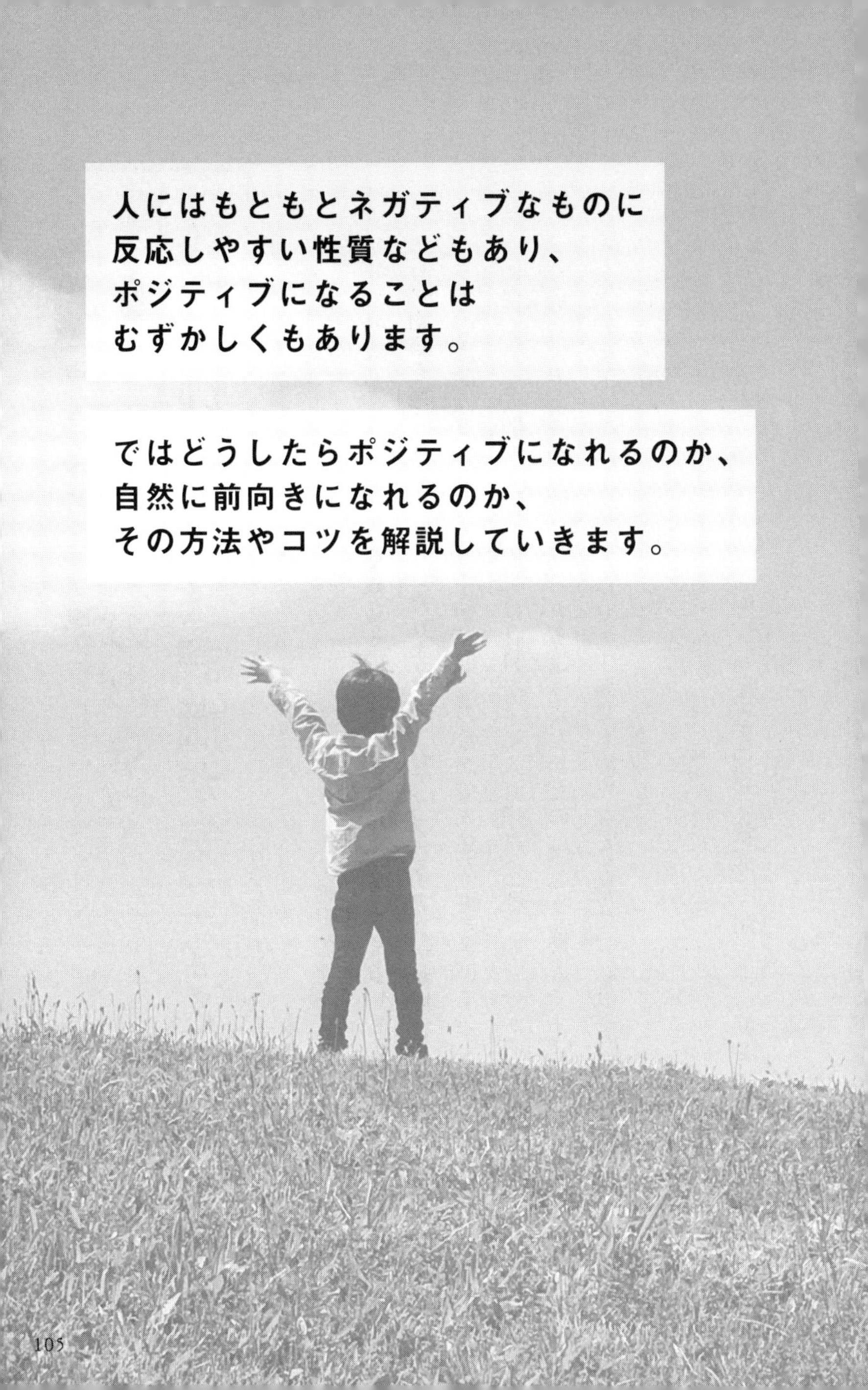

あなたは、他人のあらやネットのマイナス評価が気になる？

私たち人間の脳は、基本的に「前向きになること・前向きであること」が苦手です。

なぜなら、**人の脳には危険なものなど、自分にとって良くないものをキャッチしたり、物事を悪く捉えようとしたりする「ネガティブバイアス」が備わっているためです。**

この機能は、もともとは過酷な環境のなかで人類が生き延びていくために必要なものでした。人間が比較的簡単に食料を手に入れ、身の回りの安全がそれほど脅かされないいまのような状態でいられるようになったのは、ごく最近です。

人類の歴史全体からすれば0・1％にも満たなく、常に、猛獣や天災など身の回りに危険が潜んでいる状態でした。


人は危険なものを察知すると、「Fight or Flight状態」、略して「FF状態」になります。**Fightは戦う、Flightは飛ぶ。要は、危険を察知すると「全力で戦う」か「一目散に逃げるか」のどちらかを選ぶのです。**

戦う、または逃げ切る。脳はそのためだけの回路を残して後はシャットダウンしてしまう。**戦うため、逃げるため以外の頭が働かなくなってしまうのです。**このネガティブバイアスは現代人にもしっかり残っており、危険を察知すれば「FF状態」になります。しかし、現代はかつてほどの危険はありません。

大きな活躍の場を失ったネガティブバイアスという脳の特性は、もっと身近なところで活躍をするようになりました。

たとえば、**職場の仲間のあら探しをしたり、お店の人や商品にクレームをつけたりするようなことに発揮されるようになったのです。**

また、何かモノを買おうとするとき、ついネット上の悪い評価の方を気にしてしまいませんか。私はたとえばAmazonなら、星が5個の情報より、つい星が1個の情報に気を取られてしまいます。そこで買うか買わないかの判断をしてしまうことがよくあります。このように、脳はネガティブな刺激の方に強く反応してしまいます。

そのため、いつの間にかネガティブな状態に陥ってしまうのです。

では、そんな私たちがどうすれば普段から前向きでいられるようになるかというと、**ネガティブバイアスのような脳の特性を知り、前向きになる脳の回路を普段から鍛えること**です。

ただ、気をつけてほしいのは、第1章の冒頭でもお伝えしたことです。

「ポジティブな気持ちでいることが成功に繋《つな》がるのだ」と教えられ、**無理にでもポジティブでいようとすると逆にポジティブになれない**ということです。

それでは、自然にポジティブな気持ちを持てるようになるには、どうしたらいいのか、この後、お話ししていきたいと思います。

脳磨きPOINT

人のあらや、ネットのマイナス評価を気にしてしまうのはネガティブバイアスのせい。意識して前向きになる脳回路を鍛えよう。

立て続けに起こる「良いこと」「悪いこと」は脳機能で説明できる

普段の私たちは基本的に、「何か良いことがある→前向きな気持ちになる」というパターンが多いのではないでしょうか。

しかし、**脳の特性から考えると逆で、前向きな気持ちでいるからこそ脳が活性化し、それゆえに身の回りに良いことが起きるのです。**

気持ちが前向きな方が脳機能は高まるというのは、逆にいえば、気持ちが後ろ向きなときは脳にブレーキがかかり機能が低下してしまうということ。

ですからよく言われる「悪いことが起きるときには立て続けに起きる」という言葉も脳科学的に説明がつきます。

気持ちが後ろ向きなときは、前向きな気持ちでいれば気づいたものに、気づけません。また、前向きなときなら、簡単に回避できることが、回避できないこともあります。その結果、次の悪いことが起きてしまうのです。

普段から前向きになっていれば、脳はよく機能してくれるので、何か大変なことが起きてもそれをうまく回避できたり、新しいアイデアが湧いたりして、うまく乗り越えられる。ピンチをチャンスに変えて、より飛躍できる可能性も生まれます。

たとえば、あなたもこんな経験があるかもしれません。

おみくじを引いたら、「大吉」が出て「ついている」と思っていたら、1万円札を拾ったとか、その後、仕事がいつもよりはかどった、人と会食をしたら思わぬオファーをいただいた……などです。

脳科学的に見ると、「大吉」のおみくじで気持ちが前向きになっていたから、脳機能が高まっているので、いつもなら気がつかないかもしれないことに気づき、仕事やコミュニケーションがうまくいったと解釈することができるのです。

さて、ここで見逃してはならない重要なことがあります。

それは、**「普段から前向きであることが大切」ということ。**

77ページの「Beingの感謝」のところでもお伝えしましたが、脳というのは、ある意味筋肉と同じで普段から使っていれば鍛えられますが、使わないでいると衰えてしまいます。

「前向きになる」ということも、普段から前向きになる脳を鍛えていくことで、どんなときでも「前向き」でいられるようになるのです。

脳磨きPOINT

「何か良いことがあったら前向きになる」のではなく、普段から気持ちを前向きにすることで脳が磨かれる。それがポジティブの連鎖を引き起こす。

前向きになると視野が広がり、気づきが高まる

人が生きていく過程では、思わぬストレスにさらされる場合がありますね。そんなとき、人はどうしてもマイナス思考に陥りがちです。

しかし、**過酷な状況でもどこかに光を見出《みいだ》して前向きになった方が、脳機能は高まり、困難を乗り越える知恵や工夫が湧きやすくなる**のです。

それを示す科学的研究をご紹介しましょう。

ひとつ目は、米国・カーネギーメロン大学のクレスウェル博士らの研究です。

73人の学生を2つのグループに分け、ひとつのグループの学生には過去の自分のプラス体験に目を向け、「自己受容感」（自分はできるという前向きな気持ち）を高めてもらいます。もうひとつのグループの学生に対してはそれを行いませんでした。

その後で、両グループの学生に脳機能を調べるテストを受けてもらいました。

結果は、**過去の成功体験を思い出してもらい「自己受容感」を高めたグループの学生は、前向きになり35％も脳機能が高くなっていることがわかりました。**

さらに、前向きになっている人たちは、ストレスのある状況でも脳機能が高いままに維持されていたのです。

また、米国・ワシントン大学のホール博士らは、**気持ちが前向きになると視野が広がり、気づきが高まる**ということを報告しています。

80人の慢性的なストレスを抱えている人たちに協力してもらい、グループをふたつに分けます。ひとつのグループには、前出の研究と同様に、「自己受容感」を高めてもらいます。もうひとつのグループでは、「自己受容感」を高めることをしません。

両グループの人たちにテストを受けてもらった後に、本人たちには内緒で視野がどのくらい広がっているかを調べる、次のようなテストを行いました。

実験室の前の受付テーブルに、「還付金申し込みのチラシ」を置いておきました。

この実験に参加した人は、自ら申し込みをすれば誰でも還付金を受け取ることができます。しかしどちらのグループの人たちに対しても、あえてチラシの存在を知らせずに、このチラシがあることに気づくかどうかをテストしたのです。

その結果、**自己受容感を高めたグループでは全体の48％の人がチラシを持ち帰ったのです。その内訳は、60％の人がテーブルの前で立ち止まり、そのうちの80％の人がチラシを手に取りました。**

一方、自己受容感を高めなかったグループでは全体の14％しかチラシを持って帰らなかったのです。40％の人がテーブルの前に立ち止まり、チラシを手に取ったのはそのうちの36％でした。

この研究では、ひとつ前のクレスウェル博士らの研究と同様、**たとえストレスを抱えている状態でも「自己受容感」を高めた人（＝前向きになっている人）は、脳機能が高まることがわかります。**

また、「自己受容感」を高めた人は視野が広がり、重要な情報をキャッチしやすくなっていることもわかりました。

情報格差という言葉もあるように、**現代ではとくに情報をキャッチできるか、また**

その情報の内容を理解できるかがその人の生活（ときには人生）に大きく影響します。

この点においても前向きでいることは重要なのです。

いずれの場合も良い結果が出るパターンでは、**「まず前向きになってもらう→良い結果が出る」**となっています。

このことからも、自然に前向きになる秘訣《ひけつ》のその1は、「過去の経験で気持ちが前向きになったときのことを思い出す」です。

「過去のやり方」ではなく、そのときの「気持ち」を感じてください。そうすれば、無理に前向きになろうとしなくても前向きになれるはずです。

脳磨きPOINT

【自然に前向きになる秘訣その1】

過去の経験で気持ちが前向きになったときのことを思い出す。

ポジティブな感情は「学習効果」「収入」「仕事のパフォーマンス」を高める

ポジティブな感情は、学習効果や収入、また仕事のパフォーマンスを高めることもわかっています。

まずは学習効果について見ていきましょう。

ドイツ・ミュンヘン大学のペクラン博士らは、474人の学生に協力してもらい、感情と学習についての関係を調べました。

その結果、学生は、**喜び、希望、ほこりなどのポジティブな感情を覚えているときに学習への興味、学習努力などが高まりました。**

また、このようなポジティブな感情を覚えているときには、集中力が維持でき、自制心も高まっていました。さらに、**実際に成績も高くなることがわかりました。**

それに対して、怒り、不安、恥、絶望などのネガティブな感情では、学習への興味、学習努力、集中力、自制心が低下し、成績も低くなることがわかりました。

唯一、ポジティブな感情で明らかなプラスの効果が見られなかったのは、「安堵《あんど》の感情」を覚えている場合でした。

ただし、ネガティブな感情の場合、明らかにマイナスの効果が見られたのに比べてプラスの効果は見られないものの、**安堵しているときは、マイナスの効果も見られなかったのです。**

相手をより成長させようと思っていると、部下や子どもに、ダメ出しなどをして、ポジティブな感情よりもネガティブな感情を感じさせる関わりをしてしまいがち。また、安堵をすると努力しなくなるという思い込みから、ネガティブな関わりをしてしまうこともあるのではないでしょうか。しかし、それは逆効果なのです。

次に、前向きでいることが「収入の高さ」に関係しているという研究結果を見てみましょう。

米国・カリフォルニア大学リバーサイド校のボーム博士は、1万3000人の学生を対象に実験を行いました。まず、彼らが大学1年生のときに「どのくらい前向きか」というアンケート調査を実施。

その16年後に、同じ対象者たちにそれぞれの年収を聞いてみると、**大学1年生のときから前向きでいられた人ほど収入が高いことが判明したというのです。**

その差は、30代で20％にもなりました。年収で20％の差というと、たとえば年収500万円と年収600万円の差があるということ。この時点でこれだけ差が生じるのですから、プラスの感情がいかに私たちに影響を与えているかがわかります。

また、同カリフォルニア大学リバーサイド校のリュボミアスキー博士らの研究では、次のような結果が出ています。

- 前向きな人は仕事を見つけやすく、一度仕事を見つけると成功しやすい
- 仕事のパフォーマンスは、給料や福利厚生などの「従業員満足度」よりも、前向きさを含むウェルビーイング（62ページを参照）に強い相関がある

・職場での前向きさは、退職率を減らしより良いメンバーとしての振る舞いに繋がる

また、**生命保険のセールスマンは、ポジティブな感情を持っている人の方がより多くの保険を売ることができている**こと、1年後も退職しないでいる率が高いことなどもわかっています。

このことから、自然に前向きになる秘訣のその2は、「喜び、希望、ほこりなどを感じてみよう」です。

脳磨きPOINT

【自然に前向きになる秘訣その2】
喜び、希望、ほこりなどを感じてみよう。

ポジティブな言葉がけは脳全体を活性化する

他人から自分に投げかけられた言葉が、ポジティブなものかネガティブなものかでも、脳の活性は変わってくることがわかっています。

スペイン・マドリード大学のマーチン・ローチ博士らは、24名に協力してもらい「ポジティブな言葉」と「ネガティブな言葉」を投げかけられたときの脳波を測定しました。

その結果、**ポジティブな言葉を投げかけられた場合には、まず脳のアクセルが活動し、脳全体が活性化しました。**

それに対して、ネガティブな言葉の場合、脳のアクセルはあまり活性化が起こりませんでした。さらに、**ネガティブな言葉がけを続けると、脳のブレーキが強く活性化しはじめ、気持ちが後ろ向きになってしまったのです。**

たとえば、自分の部下や後輩、あるいは子どもを育てようとするとき、激励のつもりで、つい次のようなネガティブな言葉を使ってしまうことはないでしょうか。

「この程度のことができなくてどうする」「こんなこともできないとこの先困るぞ」

それは相手を思っての言葉かもしれません。ですが、この研究結果はそのようなネガティブな言葉では相手は伸びないということを教えてくれます。

激励として言葉をかけるなら、次のような言葉がけをお勧めします。

「ここまではできているから、その次もきっとできる。君を信じているよ！」

このようなポジティブな言葉の方が脳を活性化し、力を伸ばすことに繋がるのです。

このことからも、自然に前向きになる秘訣のその3は、**「自然と前向きになるポジティブな言葉がけをする」**です。

脳磨きPOINT

【自然に前向きになる秘訣その3】
自然と前向きになるポジティブな言葉がけをする。

前向きな感情には静かで落ち着いたものもある

前向きになるというと、「元気一杯に明るく！」というイメージが湧くかもしれませんが、必ずしもそうとは限りません。

米国・カリフォルニア大学リバーサイド校、アルメンタ博士らの研究では、ポジティブな感情や状態として「喜び、愛、感謝、感嘆、高揚、畏敬、平静、興味を持つ、希望、ほこり、楽しみ、ひらめき、謙虚」の13個を挙げています。

これを見ると、ポジティブな感情には「静かで落ち着いたもの」も含まれていることがわかります。

そのうえで、アルメンタ博士らは、ポジティブな感情は、「肉体的な健康（心肺疾病のリスクを減らす、病気の進行を遅くするなど）」「仕事での高い生産性を生み出し、利他的な行動が増す」「高い年収」「満足感の高い結婚」といった、良い結果をもたらすという研究を発表しています。

前向きになろうとするとき、あるいは前向きであろうとするとき**「喜び、愛、感謝、感嘆、高揚、畏敬、平静、興味を持つ、希望、ほこり、楽しみ、ひらめき、謙虚」の13個のいずれかを意識する**というのもひとつの方法です。

たとえば、心のなかで愛や希望、ほこりなどを感じてみるなどです。ここには、前章で紹介した「感謝」も前向きになることのひとつに含まれます。

世界一幸せな脳として知られるチベット仏教の僧侶、マシュー・リカール氏のお話を第1章でさせていただきました。そのときに脳にはアクセルとブレーキがあるとお伝えしました。

「前向きな気持ちを持つ」の理想的な状態というのは、脳科学的には、普段は脳のアクセルが活性化していて、脳のブレーキが必要なときだけ使われるという状態です。

リカール氏の脳のアクセル活性は、普通の人の500倍にもなりますが、リカール氏はけっして「イケイケ、ドンドン」の人ではありません。

むしろ、**落ち着きのある物静かな印象を与える人です。**

脳のアクセル活性が極めて高くなるというのは、「セルフレス」な状態で、私心（エゴ）が小さくなり気持ちが穏やかに前向き、そして脳全体が活性化しているということなのです。

脳磨きPOINT

前向きは明るく元気だけでなく、畏敬、平静、謙虚などの落ち着いた感情もある。

「楽しむ」とはどういう状態か？

他にも前向きになる方法はいくつもあります。

そのひとつは、とにかく楽しむこと！

日本のプロ野球チーム・千葉ロッテマリーンズの監督として、2005年にチームを日本シリーズ優勝に導いたボビー・バレンタイン氏は、指揮を執るなかで「楽しむこと」を重視していたそうです。

試合中、チームがピンチに陥ったときなどに監督がマウンドに出ていき、そこに選手たちが集まる場合がありますね。

そんなピンチのとき、バレンタイン監督がよく言っていたのは「楽しいねぇ」という言葉だったそうです。たとえチームがピンチになっているときでも「楽しもう！」と言って場を盛り上げる。すると選手たちが立ち直ったといいます。

また、ジャマイカの元陸上競技短距離選手のウサイン・ボルト氏は、来日して子どもたちに指導した際、一番最初に、

「楽しんでやらないとだめだよ。楽しんでやるから良い結果が出るんだ」

と、子どもたちに伝えたそうです。

彼らの言葉は、脳科学的にも理にかなっています。

中国・華東師範大学のインタサオ博士らの研究でも、**ポジティブな気持ちでいると創造性がより出てくる、仕事も楽しめるようになるので、より大変な仕事でもこなしていけるようになる**という結果が出ています。

ここでひとつ、気をつけていただきたいことが、「楽しむ」と「楽（らく）をする」ということは違うということです。

日本語だと、同じ漢字を書くので、ついつい、「楽しんでやろう」というのを「楽（らく）をしてやろう」とごっちゃにしてしまいがちです。

「楽しむ」とは、気持ちが前向きで一生懸命に集中している状態です。

それを英語文化圏などでは、「エンジョイ（楽しもう）！」と表現しています。

その状態になると、普段なら「大変」と思ってしまうことでも、少ないストレスで取り組むことができるようになります。

バレンタイン監督やボルト選手が言っている「楽しむ」とは、この状態です。

このことからも、自然に前向きになる秘訣のその4は、「楽しむ！」です。

脳磨きPOINT

【自然に前向きになる秘訣その4】

楽しむ！

顔の造りに関係なく「笑顔」が人生を良くする

「スマイル（笑えー）！」

千葉ロッテマリーンズの元監督、バレンタイン氏は選手たちに対してよく言っていたそうです。練習中などに表情が硬い選手を見つけると、とにかく「スマイル（笑えー）！」と。バレンタイン監督は、長年の経験からその方が選手たちのパフォーマンスが上がることを知っていたのでしょう。

この「笑う」「笑顔になる」というのも、ポジティブになるひとつの方法です。

前向きになることが、私たちにどのような影響を及ぼすかについては、2001年に米国・カリフォルニア大学バークレー校のハーカー博士が実験を行っています。

ハーカー博士は、141人の女性の学生の卒業アルバムの写真を見て、調査を開始しました。そして卒業時、27歳、41歳、52歳の時点で再び顔写真を撮り、卒業の頃から52歳になるまでにどのような変化が起きているかを比べてみました。

すると、卒業のときにマイナスの感情を持っている表情で写真に写っていた人は、いくつになってもマイナスの感情を持ち、「仕事が忙しい」「親戚が困ったことになっている」など日常に不満を募らせていることがわかりました。

反対に、卒業写真のときに笑顔だった人は、結婚をしている率が高かったと言われています。

そこには「美人かどうか」は関係ないことがわかっています。

つまり、顔の造りの問題ではなく、いつも笑顔でいるような前向きな気持ちこそが、幸せを呼び寄せると言えそうです。

ちなみに、美容整形に使われるボトックスを使って、いつも笑顔になっているように顔の筋肉を固定させると、気持ちが前向きになるという研究が２０１０年に発表されています。ですが、２０１８年には、**人工的な笑顔に固定してしまうと、一時的に**

は気持ちを前向きにする効果がありますが、長期の副作用として、よりポジティブな感情や性的な喜びを感じにくくなるという研究が発表されています。この副作用は、ボトックスというよりも、人工的に固定することによると考えられます。

ですから、自分の意志で笑顔になれるのが一番ですね。

うれしくなくても楽しくなくても、とりあえずニッコリと笑ってみる。

ここでもまた、うれしいことや楽しいことがあるから笑うのではなく、**とにかくまずは顔だけでも笑っていると気持ちが前向きになり、うれしいことや楽しいことが起きるわけです。**

このことからも、自然に前向きになる秘訣のその5は、「笑顔になる」です。

ところで、日本ではとくに、「笑っている＝不まじめ」ととられることが多いと思いませんか。

私は子どもの頃、野球チームに入っていました。レギュラーメンバーに選ばれることはついぞなかったという程度の実力でしたが、練習中は自分なりに一生懸命取り組んでいました。ところが当時の私は、自分では笑っているつもりはないのですが、どこか笑っているように見えたらしいのです。

そのせいでコーチから「岩崎！　ヘラヘラしていないで、もっと真剣にやれ！」とよく怒鳴られたものでした。

でも脳科学的に考えると、このときのコーチの声掛けが「岩崎！　いつも楽しそうに野球をやっていていいな！　その調子だぞ」などというようなものだったら効果的だったのになあと思います。

脳磨きPOINT

【自然に前向きになる秘訣その5】
笑顔になる。

自発的なあいさつはブローカ言語野を鍛える

さて、ここで少し私の話をさせてください。

米国・ウィスコンシン大学の大学院に留学しているときに、友人に「人は、誰でも幸せになりたいと願っていて、どうしたら『もっと幸せに生きられるか』を常に考えているものだよ」と言われ心底驚いたことはすでに書きました。

友人からそう言われてもすぐに「自分も幸せになりたい」とは思わないまま大学院を卒業、日本に帰国し、当時の通産省の研究室に勤務しました。

そこで6年弱ほど仕事をした後、再び渡米し、次は米国・シカゴのノースウェスタン大学で准教授の職を得ました。

そのとき年齢は40代にかかっていました。相変わらず「幸せになりたい」というダイレクトな思いは湧きませんでしたが、あまり人と関わらずこのまま一生独身で過ごすのは何とも寂しいという気持ちが湧きはじめました。はっきり言えば、結婚できるような女性と出会いたいと思うようになったのです。

でも当時の私は人とコミュニケーションを取るのがことごとく苦手。結婚相手と出会うには、まずはここを克服する必要がありました。そこで始めたのが、**「声掛けプロジェクト」**。**それは自分から誰かに声を掛けて話すというものです。**

当時の私がどれだけコミュニケーション下手だったかというと、たとえば、広い会社の建物内で久しぶりに同僚と会ったり、あるいは道端でたまたま知り合いに会ったりしたら、普通は「久しぶり！」「こんにちは」などの言葉が自然に出ますね。

しかし私はそんなとき、すっと声を出すことすらできなかったのです。

「こんにちは」と返すだけでも、重い荷物を持ち上げるときのように「よっこらしょ」とやって、ようやく声が出るというイメージです。そして、やっとの思いで口から言葉が出たときには、すれ違いざまに会った人はとっくに通り過ぎていました。

脳科学の観点から、**この状態を改善するには、言葉を発するときに活動する脳の部位であるブローカ言語野（運動性言語中枢）を鍛えなければいけないと考えました。**

脳の部位を鍛えるためには、その部位をできるだけ使うことが大事。

とくにブローカ言語野が鍛えられるのは、まだ誰かと会話が始まっていないときに、「こんにちは」「ありがとう」などと自分から第一声を発するときです。

「声掛けプロジェクト」で、まずはこの第一声を自分から発して、ブローカ野を鍛える計画を立てました。

声を掛ける相手は、道ですれ違う人などまったくの他人です。ただ最終的には結婚する女性と出会いたいと思っていたので、声を掛ける相手は女性に限定しました。

相手を不快にすることはしたくないので、むしろ相手に「今日は、いい人に出会えたな」と思ってもらえる声掛けを模索しました。

さて、これは後で知ることになるのですが、脳はただでさえ、ネガティブバイアスを持っているので悪い情報を見つけようとするのに、ブローカ言語野のある「下前頭回」が弱っているとさらに悪い情報にばかり意識を向けるようになります。

逆に、「下前頭回」を鍛えていると、良い情報にも目を向けるようになる。この**「声掛けプロジェクト」は、それまで鍛えられていなかった「下前頭回」を鍛え、良い情報にも目を向け、気持ちを前向きにすることにも役立っていたのです。**

「あいさつは元気に！」というようなことを親や学校の先生に言われたことがあると思います。もともとは、「あいさつをきちんとすることが礼儀正しくすること」ということなのだと思いますが、**じつは元気なあいさつには、ブローカ言語野のある「下前頭回」を鍛え、気持ちを前向きにする効果が脳科学的にはあったのです。**

この話からもおわかりの通り、自然に前向きになる秘訣のその6は、「自分から元気にあいさつをしてブローカ言語野を鍛える」です。

脳磨きPOINT

【自然に前向きになる秘訣その6】
自分から元気にあいさつをしてブローカ言語野を鍛える。

ささいなことも「できた」と目を向けると脳はポジティブになる

「声掛けプロジェクト」を始めて、最初の頃はすれ違う人に「ハイ！」と声を掛けるのが精一杯でした。

幸い、米国には見知らぬ人同士でも目が合えばあいさつし合う文化があります。すれ違いざまに私がいきなり「ハイ！」と言っても、「ハイ！」と返してくれる人が多くいました。そして徐々にあいさつだけでなく、会話もできるようになっていきました。**結局、「声掛けプロジェクト」を始めてから半年程で約３０００人の人と話ができました。**……といっても、最初の80人くらいまでは「ハイ！」とあいさつを交わしただけの人も「ひとり」としてカウントしていました。

「それは会話したうちに入らないじゃないか」と思うかもしれませんが、あえてここもしっかりカウントしたのは、脳の特性を考えてのことなのです。

本章のテーマである「前向きになる」ことに繋がるのですが、**人の脳は、たとえわずかであっても、あるいは本当にささいなことでも「できたこと・できていること」に目を向ける方が前向きになります。**

中国・香港理工大学のチョーイ博士らは、196人の被験者に対してよりエネルギーが高まる脳の使い方について研究を行いました。

その結果、「何かをやろう」「何かを続けよう」というとき、**未来に向かうエネルギーを起こすには、小さくささいなことだとしてもポジティブなことに意識を向けるのが大切だということがわかってきました。**

その逆で、ネガティブなことに意識を向けること、たとえば「ネガティブな過去を思い出す」「現在の致命的なことを考える」「現在の喜びについては考えない」「自分にはコントロールできるものがないと思っている」「マイナス感情を持ちやすい」といった傾向があると、前に進むエネルギーが起こりにくいのです。

また、「落ち込んで反省をする」という特性も見られました。脳科学的には、「反省する」と「落ち込む」は、まったく違う脳回路を使います。

せっかく、反省しても、落ち込んで反省すると、脳のブレーキが強くなり、反省の効果をなくしてしまうのです。意味のある「落ち込まない反省」は、脳の使い方としては「振り返り」に近いです。

私の「声掛けプロジェクト」の場合なら、「ハイ！」とあいさつを交わしただけの人も「ひとり」としてカウントすることは、**ポジティブなことに意識を向けることで、引き続き声掛けをがんばってみようという原動力になりました。**


自分のことにしても他人のことにしても、ネガティブバイアスのために人はつい「できないこと」に目を向けがちです。

でも前向きになって、次に繋がるエネルギーを補給するためには、どんなささいなことでもよいので「できたこと、できていること」に注目するのがよいのです。

ここからもおわかりの通り、自然に前向きになる秘訣のその7は、「小さくても、できたことに目を向ける」です。

脳磨きPOINT

【自然に前向きになる秘訣その7】
小さくても、できたことに目を向ける。

やる気は「できる」から湧いてくる

一般的に、「やる気があるから→できるようになる」と考えられています。

たとえば「勉強をやる気があるから→勉強ができるようになる」「仕事のやる気があるから→仕事ができるようになる」というように。

しかし、**脳科学的にはじつは逆で、人は「できるようになるから→やる気になる」のです**。そして、できたことを続けるから、うまくできるようになり、さらにやる気が起こるのです。

「やる気が起きる」とき、脳の中では、大脳基底核という大脳の一番内側で中心にあたるところの脳回路の活動が高くなるということがわかっています。

オランダ・アムステルダム大学のバーガーズ博士らは、次のような研究を発表しています。157人の被験者に、オンラインの脳トレプログラムに参加してもらいます。プログラムの出来不出来にかかわらず、「良い点やできている点を見つけて、ポジティブなフィードバック」をする場合と、「悪い点を見つけて、ネガティブなフィードバック」をする場合で、やる気にどのような違いが現れるかを調査します。

その結果、ネガティブなフィードバックばかりが続くと「やる気」が減少していくことがわかりました。

ついつい、「ダメ出し」をした方が、成長をすると思いがちですが、じつは「ダメ出し」ばかりが続くと、気持ちが後ろ向きになり、やる気を削いで「成長」どころではなくなってしまうのです。

それに対して、ポジティブなフィードバックをした場合は、気持ちが前向きになり、次第に「やる気」が高まるのです。

また、**フィードバックのタイミングとしては、すぐのタイミングが「やる気」を高めるために非常に有効である**ことがわかってきました。

米国・コーネル大学のウーリー博士らは、「やる気」を最大限に引き出す興味深い発見をしました。

223人の被験者に協力をしてもらい、簡単なタスクをするように指示します。そのとき、被験者を3つのグループに分けました。

ひとつ目のグループには、タスクが終わり次第、「すぐにポジティブなフィードバック」をします。2つ目のグループには、「時間を置いてポジティブなフィードバック」をします。そして、3つ目のグループには、フィードバックはありません。

それぞれのグループで、どのくらい「やる気」が高まるかを調べます。

フィードバックなしのグループを基準に、**すぐのフィードバックでは、1・6倍にやる気が高まる**のに対して、時間を置いてのポジティブ・フィードバックでは微増でした。さらに、**タスクを始めた初期に「すぐにポジティブなフィードバック」をたくさんすると、その効果は、後にフィードバックがなくなっても継続しやすいことがわかったのです。**

小さなことでもプラスのことに目を向けて、早めのポジティブなフィードバックをする方が、「うまくできれば、後で大きなごほうびをあげるから」というよりも、「やる気」を高める効果が高いのです。

つまり何か新しいことを始めるときには、できるだけ早い段階に小さくてもいいので、「良い点」「できている点」「成長している点」を探して、ポジティブなフィードバックをたくさんすることが「やる気」を高め、維持することになるのです。

それは、早くに小さな成功体験を積むのと同じ意味を持ちます。逆に、初期段階で、ポジティブなフィードバックがないと、いくら後で大きな見返りが得られるとしても「やる気」はそれほど高まらないのです。

ここからもわかるように、自然に前向きになる秘訣のその8は、「できる→やる気を実践する」です。

脳磨きPOINT

【自然に前向きになる秘訣その8】
できる→やる気を実践する。

「成長」に目を向けることで難局を乗り切る

「声掛けプロジェクト」はスタートしてから約半年で3000人に達しました。コミュニケーションが苦手だった私が、3000人の見知らぬ人と話ができたのです。

最初から「3000人を目標にする」と決めていたわけではありません。人とうまく話ができるようになりたいという最終的に到達したいイメージは持っていましたが、**最初は直近の目標だけにフォーカスすることにしました。**

たとえば、「今日は5人の人に声を掛けるぞ！」という具合です。

「半年で3000人」というと、順調に声掛けができたように思われるかもしれません。しかし、けっしてそうではありませんでした。

ショッピングモールの売り場にいた女性客に声をかけたら、10メートルくらい離れたところにいた身長が2メートルはあるかと思う巨大な男性に「俺のワイフになんの用だ」とからまれたこともありました。

このように、壁にぶつかったり、失敗してしまったりしたとき、成長サイクルを回すには、どうしたらいいのでしょうか？

そんなときこそ、「成果」よりも「成長」に目を向けることです。それが気持ちを前向きにして「成長サイクル」を回すエネルギーを作り出すのです。

米国・コロンビア大学のグラント博士らの研究は、このことを明らかにしています。グラント博士らは、まず92人の協力者に対して、次のように伝えます。

「あなたが大学で、卒業のためにとても重要なクラスを取ったとします。そのクラスでは、宿題のエッセイをみんなの前で大きな声で読み上げなければいけません。一学期中に何度もそのチャレンジがあります。その発表の一場面のことを思い浮かべてください。自分の番が来るまでに、多くの学生は優れたエッセイを発表して、とても良い評価をもらっています。あなたが発表したときに教授も他の学生もあまりいい顔をしませんでした。そしてあなたは、C（失敗）の評価になりました」

それぞれの被験者が、成長に目を向けている「成長ゴール」、結果だけを重視する「成果ゴール」のどちらを自分に活用しているかを調べました。

また、C評価の後の挽回しようという意気込み、そのための計画設計や時間確保の努力との相関関係も調べました。

「成長ゴール」に意識を向けている人たちでは、意気込みは強く維持できており、そのための計画を立てる気持ちや時間確保の努力が高まることがわかりました。それに対して、「成果ゴール」を使っている人たちでは、モチベーションは下がり、計画設計もしない、時間も確保しない傾向が出ました。**つまり、「成長」を意識することが「やる気」を継続させるということです。**

ちなみに、これは「成果」や「目標達成」を軽視するということではありません。うまくいっているときには、「成果ゴール」でも次のモチベーションへと繋がります。

ただ、これらばかりに意識を向けてしまうと、うまくできないときにモチベーションが下がってしまいます。それよりも、自分がコントロールできるところにベストを尽くす。その結果として、「成果」や「目標達成」が現れると捉えることで、前向きな気持ちになりやすいのです。

順調に目標に向かっているときには、いずれの場合もそれほど違いは見られなくとも、どのようなところに意識を向けているかで、その後の気持ちや行動に大きな影響があるのです。

失敗したとき、うまくいかなかったときこそ、成長サイクルをたくさん回す必要がある、そのためには普段から「成長」に目を向けておくのです。

このことからわかる通り、自然に前向きになる秘訣のその9は、「小さくても『成長』に目を向ける」です。

脳磨きPOINT

【自然に前向きになる秘訣その9】

小さくても「成長」に目を向ける。

ネガティブな感情の大切な役割

ここまで、前向きになることがさまざまな効果をもたらすことを紹介してきました。

ただ、日々の生活のなかではネガティブな気持ちにならざるを得ない場合もありますね。

注意しなければならないのは、本書で追求する幸せで豊かな人生とは、悲しみや苦しみ、痛みをまったく感じない人生ではないということです。**ポジティブな感情にも、ネガティブな感情にも、大切な役割があります。**

それぞれの感情が脳に与える影響を見てみましょう。

【ポジティブな感情の場合】

- パフォーマンスを高める

- ストレスを下げる
- 幸福感を高める
- 意識や視野を広げて、長期展望を見やすくする

【ネガティブな感情の場合】

- 狭い視野の中で、課題を見つけやすくする
- 混乱している状態を教えてくれている
- 「利他の心」を少なくし、直近の課題にフォーカスする
- FF状態を引き起こして、危険に対処する

もう少し、ネガティブな感情の良い部分を、米国の心理学者、フレデリクソン博士の分析にもとづいて掘り下げてみましょう。

①ネガティブな感情は、狭い視野で直近の課題にフォーカスしやすくする

本章106ページでお話ししたFF（Fight or Flight）状態は、慢性的になると脳を

破壊してしまいますが、一時的には、危険なことを回避することに役立ちます。

当然、人生にはそのようなときもありますので、**命に関わるような目前の危険回避をするためには、ネガティブな感情が必要なのです。**

たとえば、日本に住む私たちは常に地震への不安を抱えているといえますが、不安があるからこそ避難訓練を実施し、非常食を備蓄するなどの備えができます。

そして、それは実際に地震が起きたときの危険回避に繋がります。**ネガティブな感情が命を救っているともいえるのです。**

②ネガティブな感情は、自分の経験を十分に活用できることに繋がる

たとえば、私たちは世界が新型コロナウイルスの脅威にさらされたとき、誰もが不安や恐怖を感じました。それまで当たり前に行ってきた日常生活が送れないことに不便さや悲しみを感じました。しかしそれゆえに、当たり前の日常を送れることがどれほどありがたいか、自分の生活や命がいかに多くの人に支えられているかを知ることができました。それはなんてことのない日々の日常に感謝し、楽しめるようになったということ。**これができるようになったのは、ネガティブな感情や思いを無視せず、存**

分に感じたからといえます。

つまり、嫌なものから何も学ぶことができないのなら、本来はとっても喜ばしいことも十分に楽しむことができないことになる。逆にいえば、ネガティブな感情をしっかり受け止めることは自分の経験を十分に活用できることに繋がるのです。

③ネガティブな感情は、ときに人の絆を強める

自分以外の誰かと共にネガティブな感情になっているとき、励まし合うなどして共にポジティブになれると、相手との絆が一層深まります。**親友などを「苦楽を共にした仲間」ということがありますが、これは互いに同じようなネガティブな感情を味わい、共に乗り越えられたからこそ得られた関係といえるのでしょう。**

脳磨きPOINT

ポジティブな感情もネガティブな感情も大切。ネガティブな感情は命を救う。

わざとポジティブに振る舞うのはもっとも良くない

前述のフレデリクソン博士ですが、「ネガティブな感情を抑えつけて、ポジティブな感情ばかりがあるように振る舞うのが一番良くない」と述べています。

実際に、オーストラリア・クイーンズランド大学のメイ博士らの研究では、ネガティブな感情を抑えつけることで、逆に飲酒ややけ食いの量が増えたり、眠れなくなったりするということを報告しています。

自分の感情を抑えつけるのはストレスとなり、心や身体《からだ》に悪い影響を与えるとしていますが、この点がとても重要です。

悲しいときや苦しいときなどネガティブな感情があるときには、まずはその感情をしっかり受け止めた方がいいのです。

第1章でもお伝えしたように、前向きさが大切だからといって、**ネガティブな感情を抑えて、ポジティブに振る舞うことはかえって、ポジティブな感情を感じにくくしてしまいます。**

それでは、ネガティブな感情を感じた場合は、抑えつけないで、いったいどうするのがいいのでしょうか。

米国・スタンフォード大学のゴールディン博士らは、ネガティブな感情に対して、次の3つの方法を試しました。

①感じたままに振る舞う、②静かに受け入れる、③感情再吟味を行う、です。

この3つの場合、被験者がどの程度ネガティブな感情を感じつづけるのかを、心拍数、汗のかき具合などの身体変化とあわせて調べました。

その結果、感じたままに振る舞うことに比べて、静かに受け入れた場合の方が、ネガティブな感情が小さくなったのです。心拍数も汗のかき具合も少なく、安定した状態となりました。

③の「感情再吟味を行う」と、さらにネガティブな感情が少なく、不安を感じる扁《へん》桃《とう》体《たい》の反応が静かになりました。

感情再吟味というのは、自分で感情を選ぶことです。

普通、多くの人は環境の変化に応じて感情が変化するので、自分では選べないと思っています。「良いことが起これば、ポジティブな感情を感じる」「悪いことが起きれば、ネガティブな感情を感じる」という具合です。

ところが、ある人たちは、そうならなかったのです。その人たちのことを調べてみると、**「感情は自分で選べる」という信念を持っていて、他の人と異なる脳の使い方をしていたのです。**

たとえ、悪いことが起こっても、その中のポジティブな側面や可能性に目を向け、「ポジティブな感情を感じる」、あるいは「そのままネガティブな感情を感じる」のいずれかを自ら選んでいたのです。

ポジティブな感情とネガティブな感情には、それぞれの特性があり、脳に特有の影響を与えることから、**感情を選んで脳に自分の望む変化を起こすことをしているのです。**これを「感情再吟味」といいます。

人生には、どうしたって悲しみや苦しみを感じることが起きます。

ネガティブな感情にも、意味があります。その意味をしっかり受け止め、ネガティブなもののなかにポジティブな面を見つける、あるいはネガティブなものをポジティブなものに転換していくなどして**ネガティブな感情をうまく活用できると、より幸せで豊かな人生を歩むことができるのです。**

このことからも、自然に前向きになる秘訣のその10は、「ネガティブな感情にも意味がある」そして、「感情は自分で選べる」です。

脳磨きPOINT

【自然に前向きになる秘訣その10】
ネガティブな感情にも意味がある。
そして、感情は自分で選べる。

第4章

島皮質を鍛える「良き人間関係」

Unleash the Brain Power

〈第4章のガイド〉

第2章、第3章では「脳磨き」として
「常に感謝の気持ちを持つこと」
「前向きになること」
を紹介しました。

どちらも脳を活性化するという意味では、
自分ひとりでも有効ですが、
人間関係のなかで行われると
さらに効果が感じられます。

本章では、
「脳科学的に見ても、

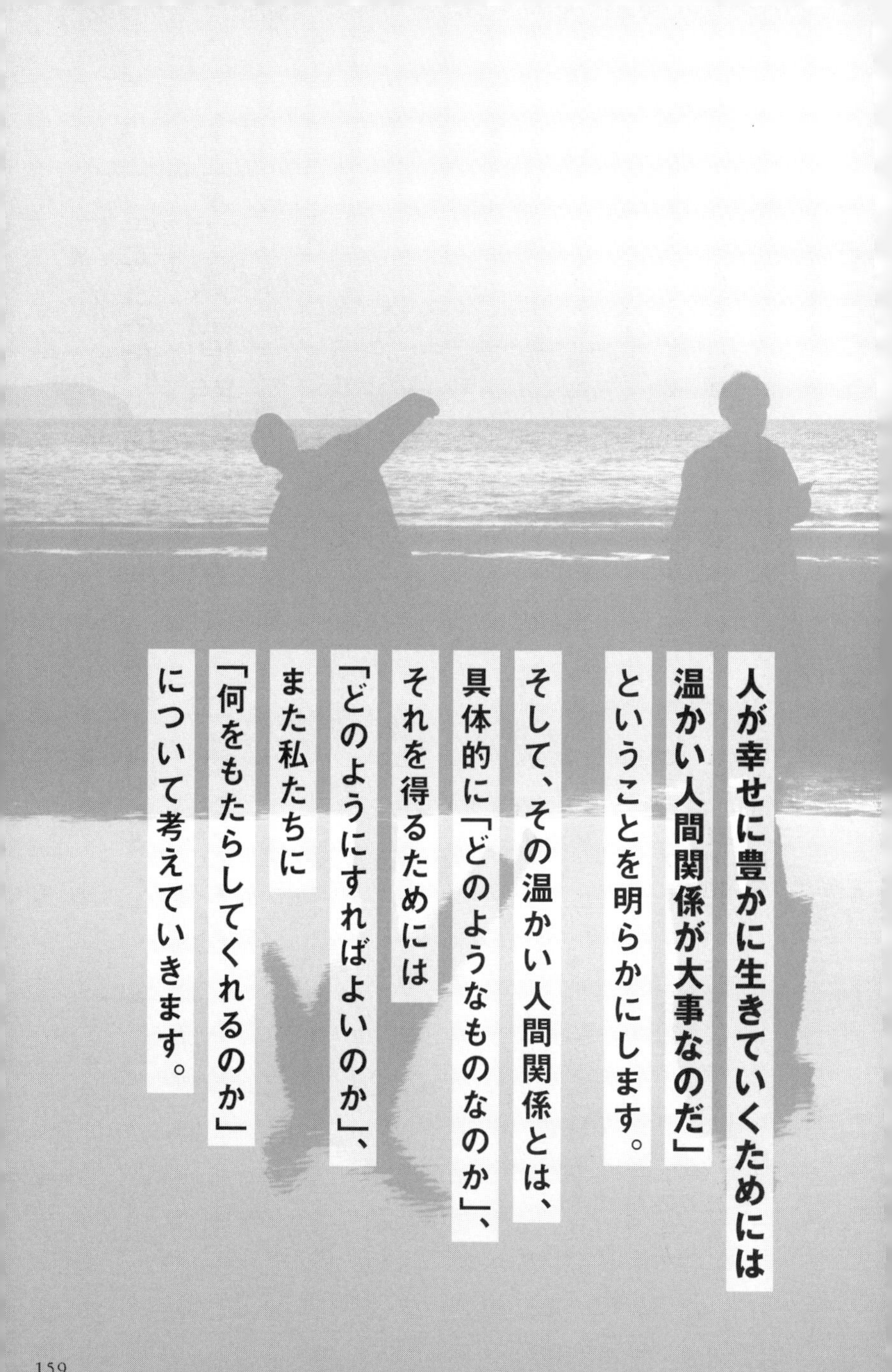

人が幸せに豊かに生きていくためには
温かい人間関係が大事なのだ」
ということを明らかにします。
そして、その温かい人間関係とは、
具体的に「どのようなものなのか」、
それを得るためには
「どのようにすればよいのか」、
また私たちに
「何をもたらしてくれるのか」
について考えていきます。

生まれ育った環境ではなく「人間関係」が人生を決める

幸せで豊かな人生を過ごす人は何が違うのか――。

米国・ハーバード大学のバイラント博士らが、75年以上続けている研究を見てみましょう。

バイラント博士らは、75年前、当時18歳、19歳だった724人に対し、ライフスタイルや日々の生活の送り方、幸せを感じているか否かなどを問うアンケート調査を行いました。

そして2年ごとに追跡調査を行い、同じようなアンケートを取りました。**724人のなかには、ハーバード大学の学生もいれば、貧困地域で生まれ育った人もいます。**

ちなみに世界最高峰の大学のひとつとして知られるハーバード大学の学費は、現在、最低でも年間約520万円、その他の経費を含めると年間800万円、4年間通えば約3200万円といわれ、普通に子どもを通わせられるのはかなり裕福な家庭です。

調査対象には、そんな裕福な家庭環境の人もいればそうではない人もいて、その後の彼らの人生はじつにさまざまでした。

裕福な家庭に生まれ育ち、そのまま裕福な人生を送る人もいれば、没落していく人もいました。また貧困地域に生まれ育ち、そのままそこで一生を終える人もいれば、だんだん頭角を現し、豊かになっていく人もいました。中流家庭に生まれ育って、平均的な生活を送る人もいます。

長年にわたるこの調査の結果、幸せで豊かになる人の共通点が見つかりました。**それは温かみのある、心をひとつにできる人間関係をずっと持ちつづけられていること。**

生まれ育った環境は関係なく、どんな環境下の人でも、これが唯一の幸せで豊かな生活を送っている人の共通要素であることがわかったのです。

ちなみに、知能指数や頭の良さは、幸せで豊かな人生との相関関係はないということもわかってきました。

ところで人が「自分は幸せかどうか」を考えるときには、いくつかの指標がありますが、米国の一般の人たちに「幸せな人生を送るためには何が必要か？」と聞いたアンケートがあります。

それによると7～8割の人が「お金持ちになること」、また約5割の人が「有名になること」と答えています。しかし実際には、人の幸せを決めるのは「温かみのある人間関係」といえるのです。

脳磨きPOINT

どんな環境下で生まれても、温かみのある人間関係さえあれば幸せになれる。

孤独は人の脳にとって毒となる

人との関係が、脳にどのような影響を及ぼすのか——。

さまざまな研究がありますが、孤独と脳の研究をふたつ紹介しましょう。

そのひとつは、**孤独は人の脳にとって「毒」になるということ。**

孤独な中年時代を過ごす人は、脳機能の衰えが激しく、寿命も短くなるというのです。

逆に心の繋《つな》がりを感じられるような人間関係を持っている人は、幸せで健康的な人生となり長寿を実現する。心温まる関係を持っている人の方が脳機能の衰えが少なく、80代になっても優れた記憶力を持っている傾向があるとされています。

また、**子どものときに母親と温かい関係を持てた人は、平均8万7000ドル（日本円で約900万円）の年収を得ていましたが**、そうでなかった人はそれ以下の年収になる傾向があることもわかりました。母親との関係が、仕事の生産性や効率性に関係性があったのです。

このようなことを知ると、「自分は母親との関係が良くなかったので、幸せになれない」と思われる人もいるかもしれません。しかし、**脳は一生成長を続けることができるので、いまからでも、「温かみのある人間関係」を作れるような脳の使い方を身につければ、けっして遅くはありません。**

ところで、ひとりで暮らす高齢者、働きにいっている母親の帰りを長時間待つ子どもなど、現代ではとくにひとりで過ごす時間が多い人もいるでしょう。

ここで注意したいのは、**「ひとりでいること」と「孤独を感じること」は必ずしも一致しないという点です。**

英語では、単にひとりでいることを「alone」、寂しさを伴うような状態を「lonely（名詞形はloneliness）」といいますが、この研究論文で使われているのはいずれも

「lonely」。心の繋がりをしっかり感じられるような人がいるなら、ひとりで過ごしていたとしても、それは孤独とはいわないのです。たとえ離れていても、心の繋がりを感じられる関係を持てていれば、大丈夫なのです。

それは逆に、たとえどんなに多くの人が近くにいたとしても、そこに心の繋がりがなければそれは「孤独な状態」だといえ、**この論文においても「人との繋がりは数を求めるより質が大切」としています。**

もうひとつ、孤独に関する研究を紹介しましょう。

米国・シカゴ大学のカチオポーロ博士らの研究によると、**孤独の状態が続くと、新しく脳細胞を生み出す脳内ホルモン「BDNF（脳由来神経栄養因子）」の生産が減り、また、他の脳内ホルモンや神経伝達物質も減少することがわかりました。**

前にもお伝えしたように、脳には一生成長しつづける力がありますが、BDNFが減るということはその成長する力が減ってしまうということ。

また脳細胞が損傷を受けた際にBDNFがあると脳の修復が速くなりますが、孤独を長いこと経験している人はBDNFが減っているために回復が遅いという事例が見られるそうです。

ただし、**孤独の状態から抜け出し、社会活動に復帰するとＢＤＮＦの生産量は増える**こともわかっており、この点は希望が持てますね。

孤独を長い間経験していると、睡眠の質が落ちることもわかっています。

研究によれば、タバコは１日１本吸うごとに11分命が短くなると言われていますが、孤独は１日当たり２時間45分、命を短くするのだそうです。

脳磨きPOINT

たとえ共に過ごす時間は短くても、心の通い合う関係を持てる人がいれば脳は磨かれる。

たったひとりでも、気持ちを分かち合える人がいればいい

私は、「人はたったひとりでも気持ちを分かち合える人がいれば、もう孤独ではない」と言ってよいと思っています。

そして、その「ひとり」は自分と血縁関係がなくてもよく、**自分のことを心底思ってくれる人であれば、人は良い状態が作れるでしょう。**

そのわかりやすい例が、ボクシングの元世界ヘビー級統一チャンピオンのマイク・タイソンと、彼のトレーナーをしていたコンスタンティン（カス）・ダマト氏との関係です。

マイク・タイソンは少年時代、殺人以外の犯罪と呼ばれるものはすべて犯したといわれる極悪少年。凶悪犯が送られるような少年院に送致されたといいます。

そこでは更生プログラムのなかにボクシングが含まれており、そのトレーナーをしていたのがダマト氏でした。

彼はタイソン少年のボクシングの才能を見出《みいだ》し、自分の子どものように可愛《かわい》がったといいます。それによってタイソンは生活面でも正しい方向を向きはじめ、やがて世界チャンピオンに至る道を歩みはじめます。

ダマト氏は人間関係において心の繋がりを大事にしていたといわれ、ボクシングに向かう姿勢も心の状態を重視していたといいます。

試合が10ラウンド目ともなれば選手は極限状態になりますが、そこを勝ちにいくには精神状態が一番大事。その精神状態をつくるには普段の感謝の気持ちが大事などと教えていたといいます。

しかし、タイソンがチャンピオンになる前にダマト氏は亡くなってしまうのです。ダマト氏が残した、タイソンにとっては「家族」同然のダマト・チームに支えられて、世界チャンピオンに輝きます。

そんなタイソンにお金目当てで近づいてくるプロモーターもいて、結局、タイソンはそのチームに入りますが、そのプロモーターはとにかくお金でしか価値判断ができないような人。それまでに築いたタイソンのダマト・チームは徐々に切り崩され、妻もお金で買収されるようなかたちとなり、タイソンの生活は荒《すさ》んでいきます。最後は試合に出ても勝てなくなり、「これ以上自分はボクシングを侮辱するような人生は送りたくない」と言って引退するのです。

タイソンとダマト氏との軌跡は、心の繋がりのある関係性がいかに重要かを私たちに教えてくれるのです。

ちなみに、かつての私には、タイソンにとってのダマト氏のような「ひとり」がおらず、長いこと孤独だったので脳には非常に良くない状態だったといえます。

「声掛けプロジェクト」を実行し、話し掛けた人が3000人に達する頃になると、たしかに見知らぬ人とも普通に話せるようになり、連絡をすればお茶や食事に付き合ってくれる友だちや知り合いもできました。

でも、心底互いを思いやるような、心をひとつにできるような相手とは出会えませ

んでした。

そして同じ頃、私は初めて自己啓発セミナーといわれるものに参加しました。

米国の深夜のテレビには、自己啓発セミナー参加を促すコマーシャルが頻繁に流れます。そんな映像をぼんやり見ていると、「このセミナーに参加すれば、もっと人に認められる研究成果が出せるのではないか」という気がしてきて、一瞬高額なセミナー料には迷いましたが、結局参加の申し込みをしたのです。

実際に参加してみて気づいたのは、「自分の人生を変える！」「才能を開花させる」というのは一面では本当なのですが、彼らが言うそれはイコール「お金持ちになること」で、セミナーのベースには「お金をたくさん得ることが人生の幸せに繋がる」という価値観がありました。

そして多くの参加者たちもまた、お金持ちになることを目指しているように見えました。

もちろんそれが悪いとは言いません。私自身もある程度の生活水準の維持には、それなりのお金を持っている必要があると思っていました。しかし私は身の丈以上に贅《ぜい》沢《たく》することには興味がなかったため、セミナーの主旨に気づいたときには多少なりともガッカリしたのです。

ただ、セミナー内で語られていた内容（ポジティブシンキングや感謝の気持ちを持つことの大切さなど）は、脳科学的に見ても正しいことも多く、また私がこの先の人生を前向きに歩むには、父親との関係をなんとかしないといけないと学んだことはひとつの収穫でした。

そして、妻・クレアとの出会いはこのセミナーが遠いきっかけとなりました。「幸せになりたい」と考えたこともなかった私の人生が、幸せに向かって少しずつ動きはじめたのです。

脳磨きPOINT

人間関係で大事なのは量より質。たったひとりでも心を通わせられる人がいれば脳は磨かれる。

大人にも「安全基地」が必要

さて、ここで話を戻して、私たちにとってなぜ温かい人間関係が大事なのかをもう少し見ていきましょう。

心理学者であり精神分析学者でもあるジョン・ボウルビィは1950年代に「愛着理論」を提唱しました。これは、**子どもが正常に社会的、精神的発達を遂げるには、少なくともひとりの養育者と親密な関係が必要で、それがなければその子どもは社会的、心理学的問題を抱えるようになってしまうというもの。**

その後、発達心理学者のメアリー・エインスワースが愛着理論の基本的な概念を確立し「安全基地」という概念を提案しました。

これは、子どもは親との信頼関係によって「心の安全基地」を育むというもの。

たとえば自分で歩けるようになった小さな子どもが母親と一緒に公園に行くと、子どもは自分でトコトコ歩き、滑り台の方へ行ったり、砂場の方に行ったりします。でもその行った先で、たとえばたまたまそこにいた犬に吠《ほ》えられたり、他の子にいじわるされたりすると、母親の元に戻ってきます。

そして母親が「大丈夫、大丈夫」などと言ってなだめると、子どもは元気を取り戻して再び小さな冒険に出掛けていきます。

このとき母親は子どもの「心の安全基地」となっているのです。**いつでも戻ってこられる安全基地があるという安心感があるからこそ、子どもは外の世界へ冒険に出掛けられます。**

そしてその安全基地に戻るとそこでエネルギーを蓄え、再び外の世界を探索しにいく。子どもはこれを繰り返して成長していくのです。

1980年代になると、この安全基地が大人にも必要ということがわかってきました。子どもの場合は、母親などの大人が安全基地、子どもが冒険者というように役割が固定されていますが、大人の場合は安全基地と冒険者の役割が固定されておらず、場面に応じて入れ替わります。
たとえば夫が会社など外に仕事に行き、家に帰って妻に癒される場合には夫が冒険者、妻が安全基地になります。また妻も仕事をしてがんばってくるときもあるわけで、そのときは妻が冒険者、夫が安全基地となるのです。

この安全基地があるかどうかがその人の健康に影響を与える、ともいえる研究結果もあります。

ドイツ・環境衛生ドイツ研究センター、疫学研究所のキノネス博士らは、3766人の心臓病と診断されている人たちの協力を得て、その人たちの追跡調査を行いました。3766人中、2854人は結婚している人たちでした。

5年間の追跡調査の結果、その間に14％の人が亡くなりましたが、結婚している人の死亡率が13・6％だったのに対して、独身の人の死亡率は15・9％と、**独身者の死亡率が高いことがわかったのです。**

また、結婚して夫婦で一緒に住んでいる人たちは、同じ程度の心臓病を持っていても発作が起きにくかったり、長生きしたりする傾向が見られました。

スイス・チューリッヒ大学のディテエン博士らは、51組のカップルに協力してもらい、彼らの親密さの度合いとストレスホルモンの唾液中濃度を測定しました。

その結果、**親密なカップルほどストレスホルモンの濃度が低く、親密でないカップルほどストレスホルモンの濃度が高い**ことがわかったのです。

前出のように、ストレスホルモンの濃度が慢性的に高くなると、脳を破壊してしまいます。

これらの研究からわかることは、人が健康に生きるためにも温かい人間関係が大事だということ。温かい人間関係は心身両方に影響を与えるのです。

脳磨きPOINT

大人にも安心して帰れる「安全基地」が必要。安全基地の存在は、その人の健康にも影響を与える。

ホモ・サピエンスが生き延びたのは島皮質を鍛えたから

脳科学に関する研究のみでなく、人類の進化の過程もまた、良き人間関係を築くことの大切さを私たちに教えてくれます。

私たち現生人類はホモ・サピエンスと呼ばれていますが、ここまで進化する過程でおよそ20種類ぐらいの「人類」が存在していました。

しかし彼らはすべて滅んでしまい、ホモ・サピエンスだけが生き残りました。それはホモ・サピエンスがもっとも賢かったからだ……というのがかつての定説でした。

ところがここ10年から15年くらいで研究が進み、**ホモ・サピエンスが生き延びた理由は「頭の良さ」では説明がつかないことがわかってきたのです。**

とくに注目されるのはネアンデルタール人（学術名は、ホモ・ネアンデルターレンシス）で、彼らの頭蓋骨はホモ・サピエンスより10％以上大きいことから、ネアンデルタール人はホモ・サピエンスと同等の、あるいはそれ以上の知性を持っていたと考えられるようになってきました。

実際にネアンデルタール人の頭蓋骨の化石を見てみると、言語を使っていたらしいことがわかり、化石が出てきた遺跡には石器や装飾品が発掘されたことなどから、彼らもホモ・サピエンスと同じような生きるための高度な技術を持っていたらしいことがうかがえるのです。さらにネアンデルタール人は、ホモ・サピエンスより身体《からだ》が頑丈で力も強い。仮にいま、ネアンデルタール人とホモ・サピエンスが一対一で戦ったらホモ・サピエンスは負けるだろうといわれています。

でもネアンデルタール人は滅びてしまい、ホモ・サピエンスが生き残った。これは人類史最大の謎といわれていました。

最近の研究（スペイン、クロアチアなどで見つかったネアンデルタール人の骨格からのＤＮＡ抽出と遺跡調査）でわかってきたのが、**ネアンデルタール人が家族単位という小さな社会で暮らしていたということです。**彼らは知性もあり、体格も良かったため比較的少ない人数で生活していても問題はありませんでした。

一方、ホモ・サピエンスは、知性はあったものの特別に優れていたわけでもなく、身体は華奢《きゃしゃ》。ゆえに生き延びるためには血縁関係を越えて、多くの仲間を作り、力を合わせなければなりませんでした。**自分だけではなく「他者と共に生きる」という社会性を築いたことが、生き延びることに繋がったのです。**

この社会性を築くうえで大きく関わったのが、脳の「島皮質」といわれています。**つまり、私たち人間は島皮質を鍛えるような脳の使い方をしてきたからこそ、生き延びてこられたわけです。**この点から考えても、良き人間関係を築くことはとても大事なのです。

脳磨きPOINT

私たちは島皮質を鍛えるような脳の使い方をしてきたからこそ生き延びることができた。この意味でも、島皮質を鍛えることに繋がる「良き人間関係を築くこと」は大切。

他人にやさしくなれると、愛情ホルモン・オキシトシンが出る

幸せで豊かな生活を送っている人の唯一の共通要素、それは「心の繋がりを感じられるような人間関係」。このバイラント博士の研究は、この章の冒頭でご紹介しましたね。ではなぜ、心の繋がりや温かな人間関係が幸せに繋がるのでしょうか。

そのひとつには、**心をひとつにできるような人がそばにいると、脳はストレスを感じにくいためです。**

米国・カリフォルニア大学ロサンジェルス校のクームズ博士らは、米国の大学医学部に通っている学生にアンケートを行い、学生結婚をしている学生と独身の学生のそれぞれのストレス度合いを調べました。結婚している学生に対しては、良い結婚生活が送れているかどうかも調べます。

どの学生も、同じ医学部で同じ勉強量をこなさなければなりません。

それぞれの学生がそこにどれくらいのストレスを感じているかを調べたのですが、**独身の学生は、良い結婚をしている学生と比べて同じ勉強量に対して、２割も多いストレスを感じていることがわかったのです。**良くない結婚をしていると、さらに強いストレスを感じていますが、それは納得できますね。

別の研究結果もあります。中国・教育部キイ研究所のリー博士らは、３０４人の被験者に対して、自分が感じるストレスの度合いと脳の島皮質の大きさの関係を調べました。その結果、**島皮質が小さい人はストレスを感じやすいことがわかりました。**

前にもお伝えしたように、島皮質とは他者に共感するなど他者の気持ちを理解するときなどに関わる脳の部位です。

島皮質が小さいということは、他者との心の繋がりが薄いともいえます。

これはつまり、逆に考えれば**心の繋がりを持てるような人がいると、大変な状況に陥ったとしても、前向きに、困難を共に力強く乗り越えていけるようになるということ。**大変な困難があったとしても、チャレンジと感じるのか、ストレスと感じるのかは、心をひとつにできる仲間がいるかどうかということです。

ストレスが健康や脳に悪影響を及ぼすことを考えると、やはり心をひとつにできる人間関係は大切だということがわかります。

人が心をひとつにできる関係を持てるとなぜ良いのか、2つ目の根拠は、**愛情ホルモン、幸せホルモンなどとも呼ばれるオキシトシンがたくさん出るようになるためです。**オキシトシンは妊娠、出産、授乳など子育ての際に重要な役割を果たすこと、抗ストレス作用が働くこと、多幸感を与えるなど、さまざまな働きをすることがわかっています。

米国・国立PTSD研究センターのシッペル博士らは、オキシトシンの抗ストレス作用があることを利用して、ストレスから脳細胞を守る研究を発表しています。

さらに、オキシトシンは対人関係にも大きな影響を与えます。

中国・電子科技大学のザオ博士らの、35人の被験者を対象に行われた研究は、さらなるオキシトシンの力を明らかにしています。

それは、オキシトシンは前頭前野の活性を変えて、自分と他者を同志として捉える効果を持っていること。また**自身と他者の区別を少なくする効果があり、自分のことでなくとも、他者に対して自分ごとのように反応する効果を高めること。**また、成功は自分によるもの、失敗は他責という考えを減少させる効果があり、**他者を助け、他者を生かすように脳を使う効果があることもわかりました。**

つまり、オキシトシンがたくさん出ると、他者が困っていれば助けようという気持ちが強くなるなど、他者との関係を築きやすくなるのです。

そしてじつは、**オキシトシンがたくさん出るのは、他者と心の繋がりを持てているときです。**要は「鶏と卵」の関係のように、一度そのような心の繋がりができるとオキシトシンが分泌され、さらに絆が深くなるという良い循環が起きるのです。

それとあわせて、ストレスに強い脳を作っていくことにもなるということです。

脳磨きPOINT

心をひとつにできる人間関係はストレスを軽減し、愛情ホルモンであるオキシトシンを分泌させる。

天才知性より勝る「集合知性」を発揮する方法

心をひとつにできる人間関係は、いざというときに「すごい底力」を出せます。

共通の何か大きな目標ができたときには、達成に向けて力を合わせられるし、困難や問題が起きたときにはそれを乗り越えるための力を出し合えるのです。

たとえば、5人のチームでひとりの力を「1」とすると、普通は「1＋1＋1＋1＋1＝5」の力にしかなりませんが、心の繋がりのあるチームであれば、チームの力は「10」にも「100」にもなり得るのです。

そのすごい底力を、「集合知性」といいます。

個人では至らないような、天才知性にも勝る優れた力を発揮できる能力のことです。

それを明確にしたのが、米国・カーネギーメロン大学のウーリー博士らの研究です。

この研究では、120人の人に協力してもらい、まず全員に各自、脳機能テストを受けてもらいます。その後、3人でひと組のチームを作り、チームごとにチームパフォーマンスを試すテストを受けてもらいました。

その結果、チームパフォーマンスの成績は、基本的には脳機能テストの結果が「平均して普通だった人たちのチーム」「平均して高かった人のチーム」「天才レベルの人が含まれているチーム」の順に高くなっていきました。

しかしそれ以上に、**飛び切り高いパフォーマンス成績を出すチームがあったのです。**

一見すると全員が「天才」なのではないかと思ってしまうような、とびきりのパフォーマンスの高さです。

ところが、それはチームの構成員の脳機能テストの結果とは関係ありませんでした。チームの脳機能テストが平均して高いことでもなく、際立って高い脳機能のメンバーが含まれていることでもなかったのです。

では、飛び切り高いパフォーマンス成績を出したチームには、どのような要素があったのでしょうか。

それはチームのメンバーがお互いに相手を理解する能力が高いことだったのです。

また、チームに女性が含まれていると集合知性が高くなりましたが、これは人の気持ちを察する能力が女性の方が男性より優れているからでしょう。

ちなみに、女性の多いことが重要なのではなく、女性が含まれていることです。集合知性は、異なる脳の使い方をするメンバーがそれぞれの特性を発揮して、相乗効果を生み出します。女性ばかりのチームは、男性的な脳の使い方をするメンバーがいなくなり、それはそれで、パフォーマンスが下がってしまいます。

さらに、**チームのなかに自分のことばかり話す人がいると、集合知性が発揮できないこともわかりました。**自分の主張ばかりする人は、相手を理解しようという意識が薄いからでしょう。

従来、チームのパフォーマンスというのは、そこに所属する個々人の能力に大きく依存すると考えられてきました。

しかしこの研究によって、集合知性というものは、その集合を構成する個人の知性とはある意味関係ないことがわかったのです。

それは別の見方をすれば、**チームのメンバーが互いのことをよく理解し、心をひとつにできるような関係になったとき、その関係性がメンバー個々の能力をいつも以上に引き出す、あるいは新たな能力を開発する**といえるでしょう。

この集合知性を発揮するには次の3つの要素が不可欠です。

①お互いの気持ちや視点を受け入れて、お互いの立場に立てる
②対等に発言できる、あるいは本音でぶつかれる
③メンバーが共感できる共通の目的に向かって心をひとつにできる

そしてこの3つの要素を満たしている関係こそが、「心がひとつとなるような関係」といえるのです。

前出のハーバード大学の研究「温かみのある、心をひとつにできる人間関係」が、なぜ「幸せで豊かな人生」に繋がるのか――**その答えがこの「集合知性」です。**

もしあなたが、どのようなコミュニティに所属しようと、そこで「集合知性」を発揮できる人間関係を自分から働きかけて作り出せる。自分も周りの人も深い心の絆で繋がり、自分らしく生きがいを感じながら、皆で困難を克服しながら夢を実現していける——それが幸せで豊かな人生として現れるということです。

脳磨きPOINT

心をひとつにできるような関係を作り、集合知性を発揮させよう。

心をひとつにできる「共同体思考」とエゴが強くなる「個分離思考」

人間関係を築くときに非常に重要なのが、互いの脳の使い方です。

この「脳の使い方」というのは、顕在意識レベルだけでなく、無意識レベルでの脳の使い方、すなわち、自然な振る舞いも含まれています。

相手のことをどのように捉えるか、また相手と自分の関係をどう捉えるかによってその相手との関係性は大きく変わってきますね。

では、どのような脳の使い方をすれば、心がひとつになるような関係を築くことができるのでしょうか。

数々の論文や研究結果をもとに私がたどり着いたのが**「共同体思考」**です。

これは私がネーミングしたものなのですが、ひとことで言うなら「相手を仲間・同志、共同体の一員として受け止めている」脳の使い方です。上下関係、ライバル関係、敵対関係などでなく、ヨコの関係である「仲間・同志」として見るのです。

共同体思考は、相手とともに目指す目的ができたとき、仲間として力を合わせようとするため、**相手のできているところ、良いところ、可能性、未来のなりたい姿（理想・目的）に目がいくという特徴があります。**

一方、「共同体思考」と反対の脳の使い方が**「個分離思考」**です。

これも私がネーミングしたものですが、個分離思考は相手と自分を個として分離して捉えます。このため、二元対立の関係を作りやすくなってしまいます。

たとえば「自分は正しいが、相手は間違っている」などのように、エゴが強くなるので、**相手のできていないところ、悪いところ、過去の原因に目がいくという特徴があります。**

心をひとつにできる関係性は共同体思考の脳の使い方をすることで、生まれます。

チームの皆が共同体思考になれると、集合知性が発揮されます。

そのためには、まず自分が共同体思考の脳の使い方になる。それに共感してくれる人がひとり、ふたりと仲間に加わってくれるようになります。

個分離思考が強く、なかなか共同体思考の脳の使い方に馴染《なじ》めない人もいます。それでも、**共同体思考の渦が大きくなってくると、小さなチームで集合知性を発揮しはじめます。**それを見て、馴染めなかった人も次第に仲間に加わってくれるようになる。これこそ共同体思考がチームに浸透し、集合知性の起こるときの特徴です。

ですから、たとえば企業の従業員全員が共同体思考となると、すごい力を発揮し業績が上がるなどの結果が出るのです。

このとき忘れてはならないのは、**心をひとつにするような関係性を持つことは「個人の幸せに繋がる」**という点。

つまり、企業で従業員全員が共同体思考を持てると、そこに心の通う関係性が生まれ、**従業員は個人としても幸せを感じつつ、企業全体の業績も上がるという好循環が生まれます。**

経営者も一般従業員もお互いを深く理解し、心をひとつにしている企業であれば、経営の苦労や現場の大変さをお互いに理解できるので、互いを非難し合うこともなくなるでしょう。

そして、巡り巡って、業績のアップに伴う昇給もあるでしょう。

また、不況でも従業員を絶対に解雇しない努力を一丸となって行うでしょうから、そこに関わった全員に精神面でも物質面でもプラスの循環が起きるのです。

脳磨きPOINT

相手を「仲間・同志、共同体の一員」として受け止める共同体思考の脳の使い方が、心をひとつにできる人間関係を作る。それは、個人の幸せにも繋がる。

結果を出したかったら、成長に目を向けなさい

部下の仕事の「成果」、子どもの勉強の「成果」などを見るとき、私たちはつい「結果」に着目してしまいがち。

それは、どうしても私たちが「結果を求めているから」といえるでしょう。

部下に仕事の成果（できれば目に見える成果）を出してもらいたい、子どもに勉強の成果（これもできれば目に見える成果）を出してもらいたい、指導しているスポーツ選手なら、試合に勝って日頃の練習の成果を見せてほしいなどと願いますね。

じつは、**このような結果を出してもらうためにも「成長」に目を向けることが大事なのです。**

なぜなら「成長」に目を向けると、失敗の捉え方が変わってくるためです。

失敗をただの失敗と捉えずに、たとえば「失敗は成功のもと」というように失敗を前向きに捉えられるようになる。このことは人が成長し、成果を出す過程でとても重要です。

人の脳が成長するときというのは、たとえば身長が伸びるときのように一直線に成長していくわけではありません。失敗を含めさまざまな体験をしながら成長していきます。実際に体験し、その体験を振り返り、次の行動へと移っていきます。

この「体験→振り返り→次の行動」を繰り返していければ、人は成長することができます。これを「成長サイクル」と呼びます。

たとえば「一生懸命勉強した結果、テストで良い点数が取れた」などといった良い結果が生まれればこのサイクルは回しやすくなります。

「テストで良い点が取れたのは一生懸命勉強したからだ（振り返り）、次回もがんばって勉強しよう（次の行動）」というようにです。

でも、そういつも結果がうまくいくとは限りませんね。

行動したものの思ったようにいかない場合もあります。

失敗が度重なると、次の行動へのモチベーションは下がり「成長サイクル」が回りにくくなります。

しかし、**成長するためには「成長サイクル」をどんどん回すことが肝心。**となると、「失敗」をどう捉えるかが成長サイクルを回すための鍵になります。

脳磨きPOINT

失敗は「失敗」と捉えずに、その中に必ずある成長に目を向ける。それが人を成長させる。

発明王エジソンに学ぶ「現在進行形の中で成長に目を向ける」秘訣

成長するために「成長サイクル」をどんどん回すことが肝心ですが、このとき有効になってくるのが、**共同体思考の「成長に目を向ける」という脳の使い方です。**

「成長に目を向ける」というのは、「現在進行形の中で成長に目を向ける」ということですが、この脳の使い方に慣れていないと、「過去に起こったことに対しての成長に目を向ける」になってしまいがちです。

たとえば、営業担当の部下が何度かの交渉の末に、新規の契約が取れなかったとき。契約には至らなかったけれど、「以前は話を聞いてもくれなかったのに今回は2度も会ってくれた」「アポの取り方はうまくできるようになった」などと考えるのは、「過去に起こったことに対して、成長に目を向けている」状態です。もちろん、このような形で、「成長に目を向ける」ことも大切です。

ただ、「現在進行形の中で成長に目を向ける」というのは、少し違います。

部下が営業から帰ってきたときに、もしかすると目に見える成長はないかもしれませんが、そのような中でも**「成長」と思えるところを必死で探し、感謝や励ましの声かけをします。気持ちが前向きになる声かけなので、部下本人も、次の日の営業に士気高く出かけていくことができます。**

そのように毎日成長に目を向ける繰り返しの中で、上司も部下と心をひとつにして、新規の契約が早く取れるような成長を共に歩んでいくことが「現在進行形の中で成長に目を向ける」ということです。

ですから、「成長しているから、結果が出なくてもいい」という発想にはならずに、日々の成長を見出す中で、「成長の成果として、目に見える結果（新規の契約）を出そう」という気持ちになり、部下も上司も心ひとつになって、それが実を結ぶのです。このように、現在進行形の中で、たとえわずかでも成長部分を見出し、部下に伝えられれば、部下の次の行動へのモチベーションを高く維持することができます。どんな進捗状況の中でも前向きになれる。成長サイクルを回しつづけることができ、やがてそれが成果を生むのです。

ここでも、「次の行動」というのは、「来月の行動」「来週の行動」ではなく、**「次の瞬間にする行動」、せいぜい「明日する行動」です。**

まさに現在進行形だからこそ、「いまの時点で成果が出ていない」というだけであって、「失敗」という発想にならないのです。ちなみにここでは対部下という、他者の成長に注目することについて述べていますが、これは自分自身にも活用できます。

自分の成果についても現在進行形の中で「成長」を見るようにする。

それによって「失敗（してしまった）」という発想にならずに、「振り返り、次の行動をする」という、成長サイクルを回しつづけることができるようになります。

発明王のトーマス・エジソンは、発明の数だけでなく失敗の多さでも有名ですが、たとえば電球を発明する際には、約1万6000回の失敗をしたといわれています。

それでも、エジソンはこう言ったといわれています。

「失敗というもので意気消沈してはならない。本当の意味で失敗はないのだから。試行錯誤の中で学び、チャレンジしつづけることがあるだけだ」

「私は失敗したことはない。1万通りの電球に合わない材料を見つけたのだ」

これは、エジソンがどんな実験結果も「成長の証」と捉えていたからといえるでしょう。過去を振り返って、「こんなに失敗してしまった、それでも成功には近づいているから、がんばろう」という発想ではありません。

「必ず電球に使える材質はある。まだ、そこに行きついていないだけで、このひとつの発見（電球として使えない材料の発見）が、別の材料に可能性があることを教えてくれている。だから、次のチャレンジが楽しみだ」

このような現在進行形の中の成長に目を向けつづけたからこそ、あきらめることなく、常に挑戦を続けることができたのです。

脳磨きPOINT

たとえわずかでも現在進行形の成長を見つけよう。

失敗したときの脳波に違いが出る

他者に対しても自分に対しても、結果より「成長」に目を向けられる人というのは、ベースとして「共同体思考」の脳の使い方をしています。「人の能力は成長を続けるものなのだ」という意識を持っているのです。

共同体思考の逆は、「個分離思考」でしたね。悪いところ・できていないところに目を向けがちなので、「成長」を意識しにくくなります。

その結果として、「人の能力はそう簡単には変わらない」と思ってしまい、相手の成長も自分の成長も見つけにくいのです。

共同体思考の脳と、個分離思考の脳とでは、失敗したときの脳波に違いが出るという研究結果もあります。

米国・ミシガン州立大学のシュローダー博士らは、「人の能力は成長を続けるものなのだ」という思考をしている人と、「人の能力は生まれつき決まっているものだ」という思考をしている人の、失敗したときのそれぞれの脳波を調べました。

その結果、共同体思考の脳の使い方では、ＥＲＮ（Event-Related Negativity）という脳波が大きくなっていることがわかったのです。

この脳波は、何かを学ぼうという気持ちが強くなったときに大きくなることがわかっています。

つまり、共同体思考の脳の使い方では、「失敗」という発想がなく、「この結果は次に生かせる」「次はどんな発見があるだろう」などと考え、エジソンの電球発明と同じで、さらに成長するためのひとつのステップとして捉えている、ということが脳科学的にわかってきたのです。

もうひとつ研究結果を紹介しましょう。米国・コロンビア大学のマンゲルス博士らは、５３５人の被験者に４７６の質問を活用し、各被験者が共同体思考の傾向を持っている人か、個分離思考の傾向を持っている人かを調べました。

そして、被験者全員に同じテストを一斉に受けてもらいます。

その後、各被験者にテストの結果に対してフィードバックを行います。

その結果、**共同体思考の脳の使い方では、再テストをしたときに改善率が約10％高くなり、成長しやすいことがわかりました。**

一方、個分離思考の脳は、前頭極からの脳波が大きく、小さな成長に対してのフィードバックをもらってもあまり学ばないことがわかったのです。


ところで、共同体思考と反対の個分離思考の脳の使い方では、失敗をどのように捉えているのでしょうか。

個分離思考の脳は、自分自身も悪いところ・できていないところに目を向けつづけるので、「成長」が感じにくくなります。

そのため、失敗したり他者から批判されたりすると、自分の能力を疑われているように思い、自信をなくしたりマイナスの気持ちになったりして、新しい挑戦をしなくなってしまいます。要は、「成長サイクル」を回さなくなってしまうのです。

「失敗（たいていは、悪いというイメージがつきまとう）」という、「とらわれ」から解放されないと、「私が失敗したのは、先生の教え方が悪かったからだ」などのように、**他者のせいにする傾向もあります。**

他者を責めて自分を守ろうとするのも、個分離思考の特徴のひとつです。

脳磨きPOINT

「脳力は努力によって伸ばすことができる」という共同体思考を持つと、自分の成長も他者の成長も見つけやすくなる。

「ほめる」ではなく、なぜ「共に喜ぶ」といいのか？

共同体思考の脳の使い方では、相手が「成長サイクル」をたくさん回せるようなポジティブな関わりをします。

たとえば、営業担当の部下が外回りをして、10件のお客様先を訪問したとしましょう。でもあいにく、新規の契約は取れませんでした。共同体思考の脳は、部下が一生懸命に営業先をまわった行動に注目しつつ、「今日はがんばって10件まわってきたんだね。どんな気づきがあった？」などと励ましながら、本人が成長に意識を向けられるように声かけをします。

一方、個分離思考の脳はここでも「成果」にばかり注目します。そして、「努力が足りないんじゃないか。ほめたくても、ほめようがない」となります。

では部下が契約をとってきた場合は、どうでしょうか？

個分離思考の脳は、結果や成果の出る行動をしたときには相手をほめます。そもそもほめるという行為は、上下関係のなかで行われます。上司が部下をほめることはあっても、部下が上司をほめるということは基本ありませんね。

一方、共同体思考の脳の使い方の場合は、相手をほめることをしません。なぜなら、相手を仲間・同志・共同体の一員と考え「横の繋がり」と捉えているから。

共同体思考の脳はほめる代わりに共に喜び、励ますことをします。

部下に具体的な成果が出れば共に喜ぶ。もし、いまの時点で成果が出ていなかったとしても、本人の成長への気づきを最大化する関わりをし、成長しようとする気持ちをさらに引き出すのです。

脳磨きPOINT

成長していること、成長しようとする努力を励まし、相手をほめずに、共に喜ぶ。

周囲に人がいてくれることが集中力を高めてくれる

共同体思考の脳は「相手の存在」をどう捉えているのでしょうか。

共同体思考の脳は、「相手の存在そのもの」に感謝し、一緒にいられることを喜びます。

一方、個分離思考の脳の使い方では、何か目に見える成果を出さなくては、何かを生み出さなければ存在する意味はないと考えています。

ひどい考え方だと思いますが、現代社会には案外広くはびこっています。

とくに経済を優先させる社会では、生産性のない人間は価値がないように捉えられることも少なくありません。しかし実際はそんなことはありえません。

人は存在するだけで誰かの力になることが科学的にわかっています。

そのひとつは「存在効果」、別の呼び方で「聴衆効果」といわれるものです。

1960年代に、米国・インディアナ大学のトリプレット博士らは、競輪選手のもっとも効率的な練習方法について研究しました。

まずは自転車のハンドルにタイマーをつけ、選手に全速力で走ってもらいタイムを計ります。次は競争相手と一緒に走ってもらいました。

すると、**自分ひとりでタイマーをつけて走ったときよりも、タイムが1マイル（約1・6キロ）あたり5秒以上速くなりました**。

次にペースメーカーの人と一緒に走ってもらいました。するとタイムは競争相手と走ったときと同じ効果が出て、ペースメーカーの人が増えるとさらにタイムが速まったのです。

なぜこのような結果に至るのか、その心理について仮説を立て検証しました。

ひとつは、「誰かが一緒に走ると、ちゃんと走らなければしかられるという心理が働く（だから速く走れるようになる）」というもの。

もしそうであるなら、選手のストレスホルモンが増えるはずですが、とくに増加は

郵 便 は が き

料金受取人払郵便

新宿北局承認

9083

差出有効期間
2024年 5 月
31日まで
切手を貼らずに
お出しください。

169-8790

154

東京都新宿区
高田馬場2-16-11
高田馬場216ビル 5 F

サンマーク出版愛読者係行

ご 住 所	〒　　　　　　　　都道府県	
フリガナ		☎
お 名 前		(　　　　)
電子メールアドレス		

ご記入されたご住所、お名前、メールアドレスなどは企画の参考、企画用アンケートの依頼、および商品情報の案内の目的にのみ使用するもので、他の目的では使用いたしません。
尚、下記をご希望の方には無料で郵送いたしますので、□欄に✓印を記入し投函して下さい。
□サンマーク出版発行図書目録

1 お買い求めいただいた本の名。

2 本書をお読みになった感想。

3 お買い求めになった書店名。

市・区・郡　　　町・村　　　書店

4 本書をお買い求めになった動機は?

・書店で見て　　・人にすすめられて
・新聞広告を見て(朝日・読売・毎日・日経・その他=　　　)
・雑誌広告を見て(掲載誌=　　　)
・その他(　　　)

ご購読ありがとうございます。今後の出版物の参考とさせていただきますので、上記のアンケートにお答えください。**抽選で毎月10名の方に図書カード(1000円分)をお送りします。**なお、ご記入いただいた個人情報以外のデータは編集資料の他、広告に使用させていただく場合がございます。

5 下記、ご記入お願いします。

ご職業	1 会社員(業種　　) 2 自営業(業種　　) 3 公務員(職種　　) 4 学生(中・高・高専・大・専門・院) 5 主婦　6 その他(　　)		
性別	男・女	年齢	歳

見られませんでした。

次の仮説は「競争相手がいると、闘争心が湧く（だから速く走れるようになる）」というもの。そうであるなら闘争心を司《つかさど》る脳の活性が増えるはずですが、活性は増えませんでした。どちらも増加はありませんでしたが、社会性を司る脳の活性は高まっていることがわかりました。

このことから、**どうも人というのは「ただ一緒にいてくれる人がいると気持ちが励まされて力が出るようだ」ということがわかったのです。**

このことはいろいろな場面でも報告されています。

たとえば落語家の人は「自分ひとりで落語の練習をしていてもどこか気合いが入らない。でも目の前に人がいると、たとえその人が聞いてくれていなくても気合いを入れて練習できる」などと言います。**これは「聴衆効果」そのものですね。**

私も研修のリハーサルをすることがありますが、ひとりでやるとやはりあまり気合いが入りませんが、誰かがその場にいてくれると一生懸命になれます。

またデスクワークをするとき、部屋でひとり机に向かうより、カフェやファミレスなどの方が集中できるという場合がないでしょうか。
これも「聴衆効果」のひとつで、とくに関わりがなくても周囲に人がいてくれることが集中力を高めてくれるのです。

脳磨きPOINT

ただ一緒にいるだけで、励まされている。
一緒にいる人に対し、
その人の存在そのものに感謝しよう。

自分と相手の脳がお互い力を交換し合っている

フランス・リヨン大学のモンファルディニ博士らは、3匹の猿を使って「存在効果」について調べました。

博士らは、タッチモニターに絵が現れたときに30秒以内にモニターに正しくタッチするとグリーンのランプが点《つ》き、ごほうびが出てくる、間違えると赤かグレーになり、ごほうびが出てこないという装置を用意しました。

このタスクを猿に行わせると、**1匹で取り組んだときよりも他の猿が見守っているときの方が正解の頻度が上がったのです。**

そしてこのとき、猿の脳をPETスキャンして調べると、注意を向ける脳内ネットワークが活性化しており、**仲間がいること自体が脳の活性化を高めることが明らかになりました。**また、血中ストレスホルモン（コルチゾール）の濃度や、報酬系などの大脳基底核の変化は見られなかったことから、競争意識が高まっているわけでもないことがわかったのです。

先の競輪選手の効率的な練習方法を探った研究や、この研究からわかるのは、**脳というのは「他者」の存在から力を得るということ。**

気の合う仲間や家族などと楽しく過ごし、感謝の気持ちを伝えたり、勇気づけたり、互いに夢を語り合うなどすると、何だか元気になるときがありますね。

それは、脳が互いの力を交換し合っているからなのです。相手は自分の存在から力を得て、自分もまた相手の存在から力をもらっているわけです。

ところでこのとき大事なのは、**お互いが相手の成長や行動に目を向け、良い点に注目するといった共同体思考でいること。**

相手の悪いところを探して指摘したり、文句をつけたりするような人ではかえって側《そば》にいることでストレスになりますね。また、共同体思考のなかでもとくに相手に力を与えるのは、相手の存在を承認することだということがわかっています。

相手が何かをしてくれるから、何かを与えてくれたからという条件を付けずに、た

ただただいてくれること、存在してくれることを喜び、感謝する。

この脳の使い方をしているときが、もっとも感動するようなエネルギーを互いに送れることがわかっています。

たとえば、みんなの心がバラバラなところに、「このチーム（会社）は、日本一を目指しているので、みなさんがんばってください」と言う。

また、お互いを深く信頼し合っている仲間に、「こんな仲間と一緒に仕事ができることは、本当に素晴らしいことです。みなさんのような仲間と出会えたからこそ、日本一を目指したい」と言う。

どちらが、本気で日本一を目指したくなるかといえば、後者ではないでしょうか。共同体思考でお互いの存在に感謝しあっている状態が脳をパワフルにしてくれるのです。

脳磨きPOINT

一緒にいる人に対して、条件を付けずに、ただただいてくれること、存在してくれることを喜び、感謝する。それが互いの成長エネルギーになる。

第5章

人のためという「利他の心」は脳の機能をもっとも高める

Unleash the Brain Power

「まずは自分」と考えるのではなく、
まずは他者のことを考える。
人の役に立てることはないか、
人を喜ばせることはできないか
などと考える。

これが「利他の心を持つこと」です。

利他の心を持つことは、
脳を磨くことに繋《つな》がります。
脳内のエゴを取り除き、
脳がセルフレスな状態へと近づくのです。
脳がセルフレスな状態になると、
脳はバランスよく活性化します。

では、利他の心を持つことが
「どう幸せに生きることに繋がるのか」
「どうしたら利他の心を持てるようになるのか」、
本章ではそれを科学的な視点で
解説していきます。

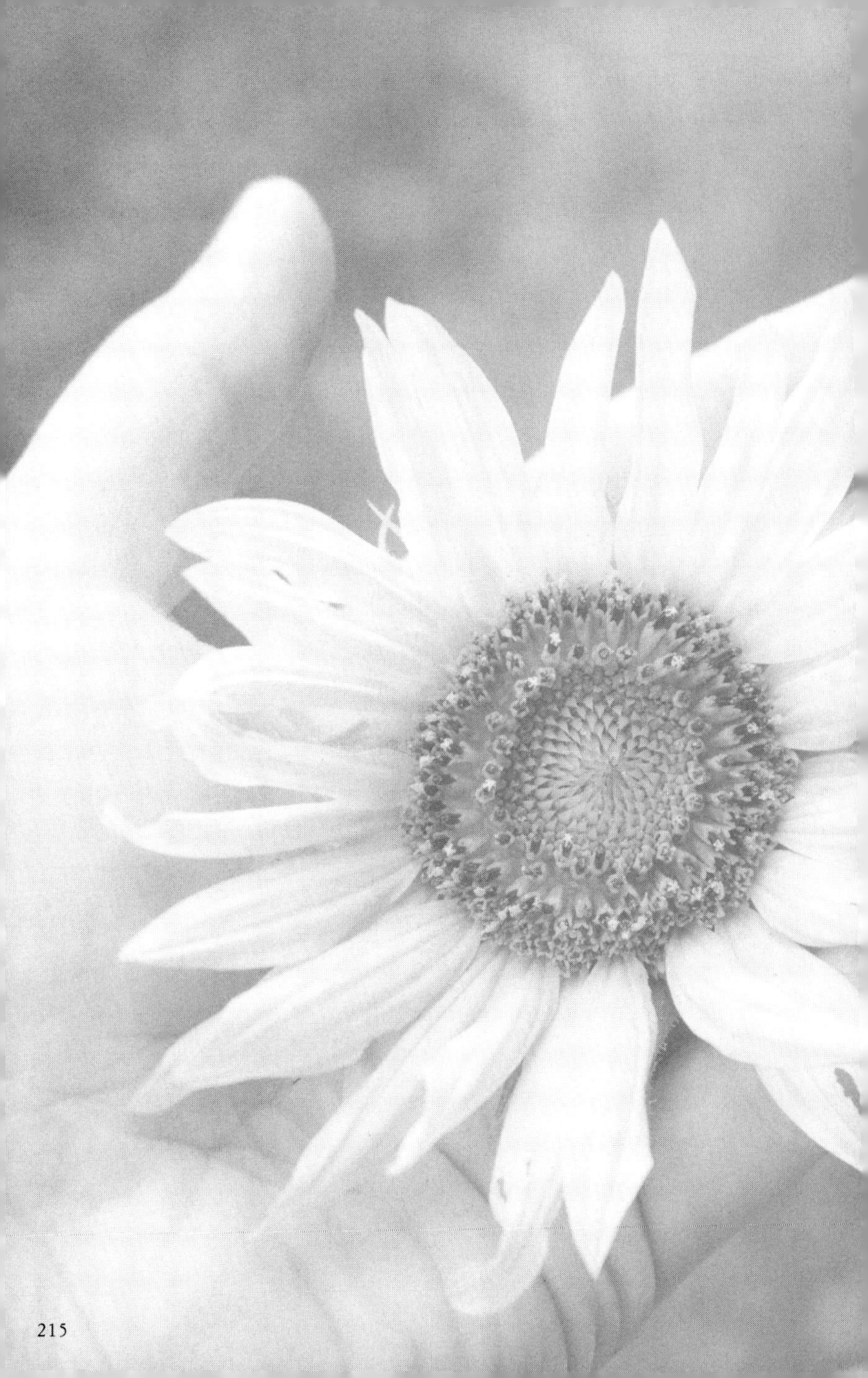

利他とおせっかいの違い

「利他」について、私が言及するのは、じつはためらいがありました。

なぜかというと、自分自身が「利他的な生き方」をずっとしてこなかったからです。

先にも書きましたが、父が出刃包丁を持ち出してくるような家庭内暴力をする人なので、子どもの頃から、「自分の命は自分で守る」という考え方が染みつきました。

それは、ある意味、利他とは真逆の考えかもしれません。

自分が研究者の道を志すときも、利他とか社会貢献を目指して、その道を歩みはじめたわけではなく、単に自然科学が好きで、自分の知的好奇心を満たしたいということ以外の何ものでもありませんでした。

大学で研究をしていたときに、世界的な賞を受賞したある高名な研究者は、他の研究者が使っている実験機材を止めて、自分の研究を優先するという話を聞いたことがあります（本当か嘘《うそ》かはわかりません）。

そのようなことを信じていたので、「自分第一主義」こそ大切という思いでいました。ですから、私が、利他のようなことを言い出すのは、大変なためらいがあったのです。

そんな自分でしたが、前にも少しお話ししましたが、稲盛和夫氏の『生き方』を読んで、「利他」という言葉を知りました。

それ以来、自分も利他を実践してみようといろいろ試行錯誤をしました。七転八倒をしたという方が正しいかもしれません。**それまで、「自分第一主義」で生きてきて、突然、利他を実践しようというのですから、何が利他なのかの判断に悩みました。**

笑われてしまいそうな例で恐縮なのですが、たとえば、ケーキなどを人数分に分けるとき、均等に分けたつもりでも、大きさに偏りがあるように見えます。そのようなとき、利他を実践するためには、一番小さいものを自分が取るのがいいのだろうか。

あるいは、何人かで会食をして、みんなから会費を集めるとき、人数分でうまく割り切れず、実費よりも少し多く集金することは、利己ではないか。実費分よりも少ない金額を集めて、その分を自分が払うのが利他ではないか。

はたまた、バスでお年寄りに席を譲ろうとしたら、「私はそんなに年寄りではないですよ」と相手を不機嫌にさせてしまうことは、利他の実践にはならないのか……。

「利他」と「おせっかい」の違いはなんなのか。

多分、多くの人からすると、どうでもいいように思えることに、悩むようになってしまいました。それくらい、「利他を実践するための脳が鍛えられていない生き方」をしてきたということなのだと思います。

かなり、的外れなことで悩んでいたのですが、「利他」と「おせっかい」の違いは、研究論文を調べていくうちに、じつはそれほど的外れでないことがわかってきました。

行動だけを見たのでは、それが「利他」なのか、「おせっかい」なのかを見分けることがむずかしいことも多々あります。しかし、**その違いは、ひとことで言うと「セルフレスである（に近い）」ということです。**セルフレスとは直訳すると「私心がない」ということです。

オーストリア・ウィーン大学のマジャンジック博士らの研究によると「セルフレス」に近づいた脳の使い方ができると、自分と近いタイプの人にはもちろんのこと、**自分とはまったく違うタイプの人にも違和感なく寄り添えるようになるのだそうです。**この脳の状態での行動・行為が、利他になるのでしょう。

そして、利他が脳に良い影響を与えるという研究論文をいくつか見つけていくうちに、少しずつ腑《ふ》に落ちてきました。

私自身、セルフレスの状態からは程遠いと自覚しているので、私のしている行為は、「おせっかい」のことが多いのかもしれません。それでも、「利他」に少しでも近づこうと日々脳を磨いて、努力をしています。

本章では、その利他についてのいろいろな研究を見ていきたいと思います。

脳磨きPOINT

利他とおせっかいの違いは、「セルフレス」かどうか。

「利他的な生き方」と「利己的な生き方」どちらが年収は上か？

たとえば、仕事帰りの電車の中、ヘトヘトに疲れているのに（しかも隣の席を見れば自分より若くて元気そうな若者が座っているのに）、少し離れたところに立っているお年寄りに席を譲る。これもささやかな利他的な行為です。でも、このような行動をする利他的な人というのは、一見、損をしていることが多いように思いませんか。かつての自分は、そう思えてなりませんでした。

他者のために何かをしても、直接自分が何かを得ることには繋がらず、むしろ自分の幸せを遠ざけているようにさえ見えます。

しかし、実際はそんなことはありません。では、利他の心を持つことと幸せに生きることは、どのように繋がっていくのでしょうか。

スウェーデン・ストックホルム大学のエリクソン博士らの研究では、一般の人に「利己的な人と利他的な人とではどちらの年収が高いと思うか」というアンケートを取りました。その結果、68%の人が「利己的な人」と答え、「利他的な人」と答えた人はわずか9%だったそうです。ここでも多くの人が、他人より自分を優先する、多少ずる賢いような人の方が稼ぎはいいだろうと考えたのでしょう。

しかし、実際にデータを取ってみると、多くの人の予想とは反対の結果となりました。

エリクソン教授らは、4017人にアンケートの協力をしてもらい、寄付やボランティア活動などの度合いを質問し、その人の利他的、利己的の度合いを調べました。その後、その協力者たちの14年間の変化を調べたのです。

その結果、利己的な人と利他的な人とでは最初は同額の年収であっても、**時間経過とともに、利他的な人の方が年収の増加率が高くなっていくことがわかったのです。利他的な人の年収の増加率は、利己的な人の1・5倍でした。**つまり、利己的な人と利他的な人とでは、利他的な人の年収が高かったのです。

なぜこのような差が出るのでしょうか。利他的な人は、職場などでも常に周囲に気を配ります。そして困っている人がいれば声を掛けたり、自分にできることがあれば手伝ったりなどします。他者を思い、協力し助けるのです。

このような日々の行為によって、利他的な人は周囲の人から信頼されるようになります。その結果、**重要な仕事を任され、リーダーに抜擢《ばってき》されるなどします。それが昇進に繋がり年収にも差が出てくる**のだと、この研究チームは結論を出しています。

また、スウェーデン・ルレオ工科大学の研究では、人の繋がりを大切にしている組織では、**利他的な行動をする人がいると生産性が2倍近く高まることがわかってきました。**

ちなみに、人の繋がりを大切にしていない組織では、利他的な行動をしようと、しまいと生産性は高まらず、人の繋がりを大切にしている組織で利他的な行動がないときとほぼ変わらずでした。

利己的な人より利他的な人の方が信頼できると感じることは、私たちにもよくあることではないでしょうか。いつも自分勝手な振る舞いをする人よりも、他者を思いやることができる人の方が安心できるし、信用できます。

また、いざというとき、手を差し伸べたくなる相手、協力したくなる相手というのは、普段から他者を思いやっている人ではないでしょうか。いつも自分勝手に生きている人が苦境に陥ったとしても、自業自得と言われかねない。その点、いつも利他の心を持って行動している人は、いざというとき他者が力を貸してくれます。

前章で、**「他者と心をひとつにできるような関係を持つ」ことについてお伝えしましたが、利他の心を持っている人は、この関係が築きやすくなるのです。**

「情けは人のためならず」という「自分が他人のためにやったことは巡り巡って自分に返ってくる」ということわざがありますね。利他の心を持つことが幸せに生きることに繋がるとは、まさにこのことなのです。

脳磨きPOINT

利他の心で生きると、巡り巡って自分に利益がやってくる。

共感にもとづく利他行動で脳の働きが活発になる

利他の行動は、共感にもとづくものと、そうでないものに分かれます。

共感にもとづく利他の行動とは、純粋に相手を思いやって行うものです。

たとえば、友人が困り悲しんでいたら、その気持ちに共感し、友人の力になれることはないか、役に立てることはないかと考え行動するといったことです。

一方、共感をもとにしない利他の行動とは、何かをしてくれたその「お礼」として何かをしてあげること、あるいは「見返り」を期待して、何かをしてあげるような行動です。

幸せに生きることに繋がるのは前者の、共感にもとづいた利他の行動なのです。

スイス・チューリッヒ大学のハイン博士らは、共感にもとづく利他の行動を取る人とそうでない人の脳にどのような違いがあるかを調べ、実験を行いました。

実験に協力してくれる人（被験者）の前に、別の人が座ります。

その人は被験者の前で電気ショックを受けます。わかりやすいように被験者をA、電気ショックを受ける人をBとしましょう。

被験者Aは、Bが電気ショックを受けて苦痛になる様子を見ます。

このとき被験者Aは、「あなたがお金を払えば、その金額に応じてBが受ける電気ショックの電気量を下げてもらえる、または電気ショックを受けずに済みます」と説明を受けます。その後、Aがどのような反応をするかを見ていくのです。

すると、自分がお金を払ってでも相手を助けたい、相手の電気ショックをなくしたいと思う人と、他人の痛みなど気にしない、ましてや自分が損をしてまで相手を助けようとは思わない人とに分かれました。

また、AとBの立場が入れ替わる実験も行われました。

被験者Aが電気ショックを受け、Bがその様子を見ますが、Bは電気ショックを弱めたり、やめさせたりすることができます。

この結果、最初の実験ではお金を払わなかった人（相手の痛みを和らげるために自分のお金を払わなかった人）も、自分が助けられた経験をしていると、お金を払うようになりました。これは、お礼の意味を込めた利他の行動と思われます。

また最初の実験でお金を払った人は、さらにお金を払う傾向が見られました。お礼の効果が加わることで、一層利他の行動が強まったのです。

つまり、この実験では共感をもとにした利他行動を取る人と、共感にもとづかない（この場合はお礼をもとにした）利他行動を取る人とに分かれたのです。

その後、それぞれの脳内の動きを調べました。

すると、前者と後者では脳の繋がりが異なることがわかりました。

具体的には、**共感にもとづく利他行動をした人は、脳内で島皮質と前帯状回、線条体という3つの部位が同時に発火していました。**これは3つの部位がうまく繋がって活動しているということ。

しかし、お礼にもとづく利他行動をした人は同時に発火しませんでした。島皮質と前帯状回、線条体の繋がりが弱く、どこかが発火していてもどこかは発火しないという状態だったのです。

脳の働きとして良いのは、共感にもとづく利他行動をした人のパターンです。脳はできるだけ全体的にバランスよく働いている方がその力を発揮します。

幸せに生きるための鍵となる島皮質を鍛えるのは、共感にもとづく利他行動をした人です。

もちろんお礼の意味を込めた利他行動も大切です。

しかし島皮質を鍛えるための「脳磨き」という観点で考えると、同じ利他の行動でも「共感にもとづくもの」であることが大事なのです。

脳磨きPOINT

共感にもとづく利他で脳は磨かれる。

快感をもたらすドーパミンの分泌量を増やす

利他的な行動は、巡り巡って自分のためになります。

先ほどお話しした「利他的な人の方が利己的な人より年収が増える」というのはそのひとつ。他者を思った行動が、他者からの信用・信頼になり、それが昇進や昇給といった形で自分に返ってくるのです。

ですが、利他の行動をしてから自分がメリットを得られるまでにはタイムラグがありますね。しかしじつは、脳の状態をのぞいてみると、**利他の行動はすぐに私たちにメリットをもたらしてくれるものでもあるのです。**

米国・セントラルフロリダ大学のソーン博士らの研究では、利他的な人は困っている人の感情や感覚を受け取って共感し、その人を助けることで脳の報酬系が活性化することを明らかにしています。

報酬系とは、簡単に言えば脳の中の快感に関わる分野で、**心地よい刺激や行動があると活性化され、快感をもたらすドーパミンの分泌を増やします。**

たとえば電車で席を譲ったとき、「ありがとうございます」など感謝されると気分がよくなりますが、それはこのため。つまり他者の気持ちに共感できると、人を助ける行為が快感となるのです。

ちなみに利己的な脳は、側《そば》に困った人がいても気がつかなかったり（無関心）、気がついても共感できなかったり、戦うかその場から逃げるかするFF行動（Fight or Flight行動）に出ます。

その場から逃げてしまったり、「困っているとしてもそれは自業自得だ」などと言って相手を責めたりと、**怒りや恐れのエネルギーを使い報酬系を活性化し、それによってある種の快感を得ることがあります。**

このような脳の使い方をする人は、過去に過度な厳しい体験をしたことが多いように思います。実際に、私自身も家庭内暴力の父の下で育ったので、FF状態に突入しやすくなっていたこともありました。ですが、「脳磨き」を続ける中で心が癒され、不必要にＦＦ状態に突入することがなくなりました。

また、自分勝手に利他と思っている行動をして、**相手に自分の親切を押し付けることや、おせっかいなども、共感は伴いません。**

共感がいかに大切かをご理解いただけると思います。

脳磨きPOINT

共感と利他的行動は快感をもたらすドーパミン分泌を増やす。

「共感力」と「利他力」があわさると前向きになる

ドイツ・マックス・プランク研究所のクレメキー博士らの研究では、**共感力を高めるトレーニングを行うと、相手の脳とシンクロしやすくなる**ことを示しました。

この状態では、相手の感じている感情を一緒に感じられるようになり、**島皮質の活性も上がります。**

しかし共感力にはマイナスな面もあります。

共感力の高い人は、他人がマイナスの状態になっていたりストレスを感じていたり、苦しんでいるなどすると、その感情を受け取り、相手の不安やストレスを一緒に抱え込み、マイナスの感情も増えてしまうのです。

ではどうすれば、相手に寄り添いながら前向きな状態を保てるのでしょうか。

博士らは共感力を高めた人たちに、「利他の能力を高めるトレーニング」を受講してもらいました。すると、**共感力は高まったままで、ポジティブな感情を持ちつづけられるということがわかったのです。**

「共感力」は、相手と同じ感情を感じ、寄り添う能力です。そして、「利他力」というのは、相手に実際に手を差し伸べて助けるという行為を行う能力です。

相手と同じ感情を感じ、相手の苦しみを自分の苦しみと感じていても、**相手のためになる行動を起こすことで「前向きな気持ち」を起こす働きが脳に備わっていることがわかってきました。**

たとえば、自然災害などの被災地の人たちが大変な思いをしていると、心が苦しくなる、自分もつらくなるといった思いを感じます。

そのときに、小さくてもいいので自分のできること……義援金を送る、被災地で不足しているものを寄付する、あるいは実際に被災地にボランティアに行こうと思う人もいるでしょう。

そのような実際のアクションを取ると、相手のためにもなり、自分も役に立てているという気持ちが起こり、前向きな気持ちになることができます。

これが、共感力と利他力を同時に使っている状態となります。

どんなときでも前向きになり、脳を活性化することができるということです。

さらに利他の心を持つことは「前向きさ」をキープさせる力もあります。

たとえばチームで仕事をしているとき、その中のメンバーのひとりが苦しい状況に置かれたとしましょう。チームリーダーの共感力が高い場合、リーダーはそのメンバーの苦しみに寄り添えます。

しかし、リーダーが一緒になって苦しんでしまうと、その気持ちがチーム全体に広がってしまい他のメンバーには良くない影響を与える場合があります。

このようなとき、リーダーが利他能力トレーニングを受けると、共感力は高まったままで、ポジティブな感情を持ちつづけることができることが、クレメキー博士らの研究でわかっています。

これは逆の見方をすれば、「世のため人のためになることを思う心、そして自分だけでなくまわりの人々みんなが常に幸せに生きることを願う心」を持つ習慣を作ることで、どんなときでも前向きになれるということです。

たとえばコロナ禍や災害など**誰もが不安なときでも、世の中のため、人のためになることを考えてみてはいかがでしょうか。**

自分以外の大変な思いをしている人たちの力になれることはないか、たとえば医療従事者のために何かできないか、近所に住むお年寄りのために何かできないかなどと考えてみる。

きっと、自分のことだけに目が向いているときより、前向きな気持ちになれ、しかも、視野が広がっていることに気づくはずです。

脳磨きPOINT

利他の心を持ち、利他の行動をすることで人は前向きになり、視野が広がる。

人に何かしてあげたときの幸福感は長続きする

自分が困っているときに、友人などからやさしく声を掛けてもらったり、実際に手を差し伸べてもらえたりすると、とてもありがたくうれしい気持ちになりますね。

一方、困っている友人などに自分がうまく声を掛けてあげられたり、手伝ってあげられたりすると、これもまたうれしい気持ちになります。利他の行動が脳内の報酬系を活性化させるためであることは、先にもお伝えしました。

米国・マサチューセッツ大学のシュワルツ博士らは、「人はどんなときに幸せを感じるか」という調査を行い、同じような結果を導いています。

2016人の人たちに協力をしてもらい、どんなときに幸せを感じるかを調査しました。

「人に何かをしてもらったとき」と「人に何かをしてあげたとき」、このどちらもが幸せを感じるという結果が出たのです。

ところが、「人に何かをしてもらったとき」の幸福感は、プレッシャーやストレスに簡単に打ち消されてしまうことがわかりました。

一方、「人に何かをしてあげたとき」の幸福感はたとえプレッシャーやストレスを感じることがあってもなくならないのです。

つまり、**人に何かをしてあげること、人の幸せを思いやることというのは、自分の幸福感を長続きさせる効果があることがわかってきました。**

さらに、幸福を感じている脳は、脳のアクセルが活性化して脳機能全体が高まることがわかっています。

「相手を思いやる→幸福感を得られる→脳のアクセルが活性化する→脳機能が高まる」という良い循環が起きるわけです。

とくに自分が苦しいとき、つらいときというのは、誰かに「こうしてほしい」「ああしてほしい」などと「何かをしてもらう」ということに意識が向きがちです。それは普通に起こることです。

「感謝」や「前向きさ」のところでもお伝えしたように、普段から感謝や前向きになる脳の回路を鍛えていると、大変なときでも「感謝の気持ち」が持てたり、「気持ちを前向き」にできたりするようになります。

利他の心を持つというのも、普段から利他の脳回路を使って鍛えることで、自分が大変なときにでも、誰かのためになることができるようになります。

そして、**自分が大変なときにこそ、感謝や利他の実践で脳機能が高まり、創造的な解決法などが思いつきやすくなる、人と協力して困難を克服できるようになります。**

普段から簡単なことでいいので、「自分に何かできることはないか」と考えてみてはいかがでしょうか。

前項ではそれによって「前向きになれる」ことをお伝えしましたが、実際に人に何かをしてあげられたときには幸福感を得られ、その幸福感は長続きするのです。

これによって、脳のアクセルが活性化して、脳機能を高めている状態になるのです。

普段からの利他の実践には、さらに素晴らしい効果があります。

大きな負荷がかかるときにでも、それをあまりつらいとか、苦しいとか感じずに、前向きに捉えられるように脳が鍛えられていきます。

この状態が、人と協力しやすくなる、新しい解決法を見出《みいだ》しやすくする。心をひとつにして天才知性を凌《しの》ぐ「集合知性」が発揮された状態を作るのです。

脳磨きPOINT

普段から人のために
何かしてあげられることはないか考え実行実践する。
それが脳を鍛え、どんなときにも
利他の行動ができるようになる。

脳はもともと利他的にできている

「利他の心を持つ」ということは、意外とむずかしいと思われがちです。頭ではわかっていても、つい自分のことを優先してしまわないでしょうか。

これもまた、利他の脳回路が鍛えられていないためです。他者を思う脳回路がしっかり働いていないと、利他の心を持つことはむずかしいのです。

実際、私自身が「自分第一主義」だったので、よくわかります。


たとえば、「電車でお年寄りや身体《からだ》の不自由な人に席を譲る」「道に落ちているゴミを拾う」「自転車置き場に倒れている自転車があったら立て直す」「困っている人を見かけたら声を掛けてみる」など、何でもいいので、他の人のためになることをやってみてはいかがでしょうか。

「一日一善」という言葉があります。本来、この言葉は、「道徳的に正しいことをしましょう」という意味だと思いますが、**じつは、脳をうまく活用する秘訣《ひけつ》であることが科学的な研究から明らかになってきました。**

これを地道に続けることで、利他の心の脳回路が鍛えられていきます。そしてますます利他の行動が取れるようになるのです。

じつは、利他の心を持つことはそうむずかしいことではありません。というのは、**脳はもともと利他的にできているためです。**

米国・カリフォルニア大学ロサンジェルス校のクリスト・ムーア博士らは、経頭蓋磁気刺激法という強い磁気を使い、被験者の前頭前野の機能を一時的に低下させ、その状態でいろいろな判断をしてもらうという実験を行いました。

前頭前野は、脳の司令塔ともいえる部位で人が感情的になることを抑えるなど、複雑な判断を行っています。また、前頭前野は脳のなかで最後に発達する部分です。**だから、前頭前野の機能を低下させると、脳が古くから持っている機能がどのような働き方をしているかがより鮮明になるのです。**

この実験の結果、前頭前野の一部の機能を抑えると、利他的な行動が増えることがわかりました。このことから、人の脳というのはもともと利他の傾向にあることがわかったのです。

ちなみに、自分も相手も共存できるというのが利他やセルフレスの状態です。

利他を極めていくと、自分がなくなって、「他」の中に自分も含まれている状態が見えるようになります。

利他の「他」は「自分vs他人」という「他」ではなく、自分も含まれる「共同体みんな（生きとし生けるもの）」という意味での「他」となっている状態です。

ですが、人生を生きる中で騙《だま》されたり、裏切られたりする経験をして自分を守るために、前頭前野の一部が利己的な判断を下してしまうと考えられています。

ゆえに、脳の利己的な働きにはかなりのエネルギーを使っていることがわかってきたのです。つまり、**利他的な脳の使い方の方が、人としては自然体でエネルギーも多くは必要としない。たとえて言えば、加速性能も燃費も共に良い車が、アクセルをひ**

と踏みするだけで軽快に加速し低燃費で走っているような状態です。

しかし、それでも「利他の心を持つことはむずかしい」と思うかもしれません。

そんなときは、まずは周囲に感謝の気持ちを持つことから始めてみてはいかがでしょうか。「感謝する」ことについては第2章でくわしく解説しましたが、まずはそこから始めてみる。

周囲に十分な感謝の気持ちが持てるようになると、自然と「では次は、自分が誰かのために何かをしよう、何かをしたい」という気持ちが湧いてくるはずです。

普段から、感謝や利他の脳回路を少しずつ鍛えておくことが、長い人生に大きな変化を起こしていくのです。

脳磨きPOINT

「一日一善」を心掛け、利他の脳回路を鍛える。
それによって利他の行動が取りやすくなる。
または、周囲に感謝することから始めてみよう。

「未来予測」を可能にする脳回路トレーニング

他者の意図や気持ちを推し量ることを「心の理論」といいます。

「心の理論」を説明する例としてよく使われるひとつが、「サリーとアン課題」という心理検査です。

①サリーとアンが、部屋で一緒に遊んでいる
②サリーはボールを、かごの中に入れて部屋を出ていく
③サリーがいない間に、アンがボールをかごから箱の中に移す
④サリーが部屋に戻ってくる

「サリーはボールを取り出そうと、最初にどこを探しますか?」と質問します。

ボールが実際にあるのは、「箱の中」ですが、「心の理論」の能力が備わっている人は、サリーの心の状態を推し量り「かごの中」と答えます。

「サリーとアン課題」は、極めて単純な「心の理論」の例ですが、実生活の中では、もっと複雑な状況で、他者の心の状態や気持ちを推察することが多いと思います。

他者が何を考え、何を感じ、どんな行動を取るのかを推察できると人間関係がスムーズになることが思いの外たくさんあります。

じつは、**共感力を高め、利他の脳回路を鍛えるというのは、他者がどのような考えや感情を持ち、近未来にどんな行動をするのかという「未来予測」の脳回路を鍛えているのと同じことなのです。**

私は、2018年にNHKから「坂本龍馬の脳の使い方」の取材を受けたことがあります。そのとき推察されたことは、**坂本龍馬の手紙の描写などから共感力の高さです。**

「亀山社中」といういまでいう貿易会社を立ち上げたり、「薩長同盟」や「大政奉還」の影の立役者になったりと、将来を見越した行動を起こすことは、利他的な脳の使い方が強かったであろうという推論です。

この取材の下で共感力、利他力の高さと、未来予測の実験をしたことがありました（残念ながら、この実験自体は放送されませんでした）。

この実験は、次のようなものです。

最初に、共感力、利他力の度合いを調べるテストを被験者に受けてもらいます。そして、その後で、いくつかのストーリー動画の最初の部分だけを見て、登場人物の気持ちや行動を推察してもらい、そのストーリーの結末を予測するという実験です。

その結果、共感力、利他力の高い人ほど、的確にストーリーの結末を予測していることがわかりました。

人の気持ちに共感して寄り添い、その人のためになる（おせっかいではなく）ことができる**利他力が身につくということは、いろいろな人が、どのような局面で、何を思い、感じ、どんな行動を取るのかを予測する脳回路を鍛えていることになるのです。**

脳磨きPOINT

人の気持ちに寄り添える人は未来予測の脳回路が鍛えられている。

まるで未来を見てきたかのようにピタリと当たることもある

最新の脳科学では、脳回路は、無意識のうちに未来予測をしながら、環境に適応していると考えられるようになってきています。

従来の脳回路の捉え方というのは、未来予測的なことはせずに、外界からの刺激を感覚神経が受け取り、中枢神経（脳）にその刺激を送り、脳が判断をして、行動を起こすというふうに捉えられていました。ここで想定されているのは、直線で描かれる脳回路です。

ところが、１９８０年代から、**脳回路というのは直線的に働くのではなく、未来予測をして修正を小まめに加えながら、脳回路が働く**と考えられるようになりました。

未来予測したことがより的確であればあるほど、行動などのアウトプットの修正が少なくて済みます。

相手に共感し、利他的行動を実践する「脳磨き」は、一面では対人関係に関する未来予測の精度を高めているのです。

ちなみに、対人関係というと一対一、もしくは、数名の間の対人関係を思い浮かべますが、人間社会自体が対人関係の大きな集積です。

ですから、「脳磨き」でこの脳回路が鍛えられていくと、相当に大きなことの未来予測ができるようになると想像されます。

ひとつの例として、稲盛和夫氏による第二電電の成長発展の予想や東日本大震災後の日本航空の業績回復予想は、**まるで未来を見てきたようにピタリと当たったということが挙げられます。**これは、稲盛氏が生涯をかけて、共感力、利他力を鍛えてきた効果のひとつではないかと考えられます。

脳磨きPOINT

相手に共感し利他的行動を取ることが、未来予測の精度を高める。

心をひとつにできるような人間関係と利他の心が私の人生を変えた①

さて、ここで再び私の話をさせてください。

「幸せになりたい」と考えたこともなかったかつての私ですが、**私の人生を大きく変えるきっかけになったことのひとつが、妻・クレアとの出会いです。**自己啓発セミナーの1週間海外ツアーで出会いました（私は依頼され通訳として参加）。

それは、「声掛けプロジェクト」を実行し、3000人の見知らぬ人と話ができた後のことでした。そのため、初めて会うクレアとも案外スムーズにコミュニケーションが取れ、ツアー中の1週間ですっかり意気投合しました。

クレアはこの数年前に離婚し、心を痛めながらも気丈に一人娘を育てていました。このとき私はすでに40代半ば。クレアも私も「いい大人」だったこともあり、わずか数か月で結婚しようということになりました。

当時、私は米国シカゴのノースウェスタン大学で研究をしており、クレアは日本の企業で正社員としてキャリアを積んでいて、すぐに一緒に住むというわけにはいきませんでした。しばらくは、ときどきクレアが娘と共に米国へ遊びに来てくれる、という状況が続きました。

ちなみに米国の大学では、自分の給与を含めた研究費を自分で獲得しなければなりません。研究内容とそれにかかる費用を米国・国立衛生研究所などの政府機関に申請し、それが認められると研究費が出ます。全米でトップ10〜15%の研究申請しか、承認されない、シビアなものです。

そのときの私は、なんとか5年間の研究予算が承認されていましたが、いつ研究費がなくならないとも限りません。そこには研究者の「給与」も含まれており、研究予算が取れないと、自分の生活費を賄う給与も捻出できなくなります。

ひとりなら、どうとでもなると思っていたのですが、家族ができて、給与がなくなっては、家族そろって路頭に迷うことになる。研究予算が万が一なくなっても、なんとか生活はできるようにと、私が始めたのが不動産投資でした。

しかしその直後に、やがてリーマンショックへと至るサブプライムローン問題が表面化。私もその渦中のひとりとなり、とんでもない損失を出してしまったのです。

とはいえ、にわか勉強で投資を始めてしまったのですから、それは当然のことともいえます。たとえサブプライムローン問題などが発生していなかったとしても、素人の私が不動産投資で安定した収入を得ることはなかったでしょう。

日頃は脳科学を研究し、自分の行動も脳科学的な裏付けのあるものでありたいとさえ思っていたのに、まったくもって非科学的な行動をしてしまったのです。

「利己」が脳全体の回路を分断し、いかに判断を狂わすかを自ら体験することになってしまいました。

私はすっかり意気消沈しました。このような状況ではとても結婚どころではありません。でもクレアにこのことを隠しておくわけにはいかない。洗いざらい打ち明け、謝り、いま結婚はできないと伝えよう、それでクレアと別れることになっても仕方ないと考えました。そして次にクレアが米国にやって来たとき、すべてを打ち明けたのです。私が話し終えると、クレアが毅然《きぜん》として言いました。

「イチローはそんなことで終わる人ではありません。私はイチローを信じています」

こんなにも他人を信じられる人がいる――。

こんなにも自分のことを信じてくれる人がいる。しかも自分以上に――。

生まれて初めての感情に出会い、心が震えました。

結局、その後も私とクレアの関係は変わることなく、しばらくは私が米国で研究を、クレアは日本で仕事をしながら娘と暮らす生活が続きました。

そしてクレアとのお付き合いのなかで、私は「心をひとつにするような人間関係」というものを、生まれて初めて知っていきました。

脳磨きPOINT

自分以上に自分のことを信じてくれる人に出会うと人生が変わる。

心をひとつにできるような人間関係と利他の心が私の人生を変えた②

同じ頃、私の人生に大きな影響を与えるもうひとつの「出会い」がありました。

それは、先にも少し触れた、京都セラミック株式会社（現・京セラ）を設立し、現在同社の名誉会長の職にある稲盛和夫氏の哲学です。

当時、私には、シカゴの日本人仲間が何人かいたのですが、そのうちのひとりがあるときふと、「稲盛哲学を学びたいけれど、シカゴには盛和塾がないんだよな。あったら塾生になるんだけれどな」となげいたのです。

そのとき、「心を高め、会社業績を伸ばして従業員を幸せにすることが経営者の使命である」とする同氏の経営哲学を学ぶ「盛和塾」が日本全国各地にありました。この頃、米国にも3支部ありましたが（２０１９年末の閉塾時には海外に48塾）、私がシカゴにいた当時はシカゴには支部がなかったのです。

「だったら自分で作ってしまえば？」

軽い気持ちで言ったのですが、その友人は本当にシカゴ支部を立ち上げてしまいました。そして「作ってしまえばと言ったのは君なのだから、君もぜひ入ってくれよ」と言われたのです。ですがそのときの私は、稲盛氏の経営哲学のことをほとんど知らず、あまり乗り気ではありませんでした。

それでもなお、その友人が入会を勧めてくるので、ひとまず同氏の本を一冊買って読んでみることにしたのです。日本の書籍も手に入る大型の書店へ行き、手に取ったのは『生き方』という本でした。

家に帰り、何の気なしに読みはじめたのですが、読みはじめて数ページで目から涙が止まらなくなりました。そして泣きながら一気に読み終えたのです。

なぜ私がそれほどこの一冊に感動したのか。**改めて考えてみると、著者の純粋な利他という生き方に心を打たれたのだと思います。**

先にも書いた、米国で自己啓発セミナーに私が参加したのは、この本に出会う少し前のことでした。そのセミナーでも利他の心を持つ大切さは語られていましたが、そこでの利他は最終的には自己の利益を得るためのものでした。

前章でも触れたように、人が誰かと心をひとつにできるような関係を持てたとき、そこにいる全員が互いに利他の気持ちを持てれば、それは最終的に個々の幸せに繋がり、大きな付加価値（利益など）を生み出します。

また本章でお伝えしてきたように、たとえ自分だけでも利他で生きることは利己的な生き方をするより多くのメリットがあります。

その意味では利他の心が自己の利益に繋がることは間違いではないのですが、自己啓発セミナーで語られていたそれはもう少し自己中心的なもの、お金や地位といった実際的な何かを得るために「利他の心を持とう」というものでした。

しかし、『生き方』で語られていた稲盛氏の利他は、何かのためでなく「利他で生きること」そのものを目的にしていました。

このように純粋に利他に生きて、かつ経営者として成功している。この世界にこんなに純粋に生きて、こんなに成功している人がいるのだと感動したのです。

そして私は盛和塾に入会し、稲盛氏の経営哲学について学んでいきました。

このとき並行して行っていたのは、脳科学の視点でその経営哲学を捉えること。稲盛氏の哲学は、氏の経験と実践、その過程におけるたゆまぬ努力から生み出されたものだと思いますが、**そのほとんどは脳科学の視点で捉えてもピタリと整合性のとれるものでした。**

もちろん、この世の中は科学がすべてではないでしょう。しかしそれまで科学の世界で生きてきた私にとって、稲盛哲学が科学的にも裏付けできるものであることが確認でき、私にとって確信を持って受け入れられるものとなりました。

さて、長くなってしまいましたが、このように自分のことを書いたのは、**私の人生を豊かに幸せにしたのも「脳磨き」だったことをお伝えしたかったためです。**

クレアと出会ったことで、私は前章で解説した「心をひとつにする人間関係」を持つことができるようになりました。

その関係のなかで、感謝することや前向きになることも知っていきました。
そして稲盛氏の哲学に出会うことで、本当の意味での「利他の心を持つこと」を知りました。

脳磨きPOINT

利他の心を持つことは、豊かに幸せに生きることに繫がる。

第6章

身体と心を整え、
脳を成長させるマインドフルネス

Unleash the Brain Power

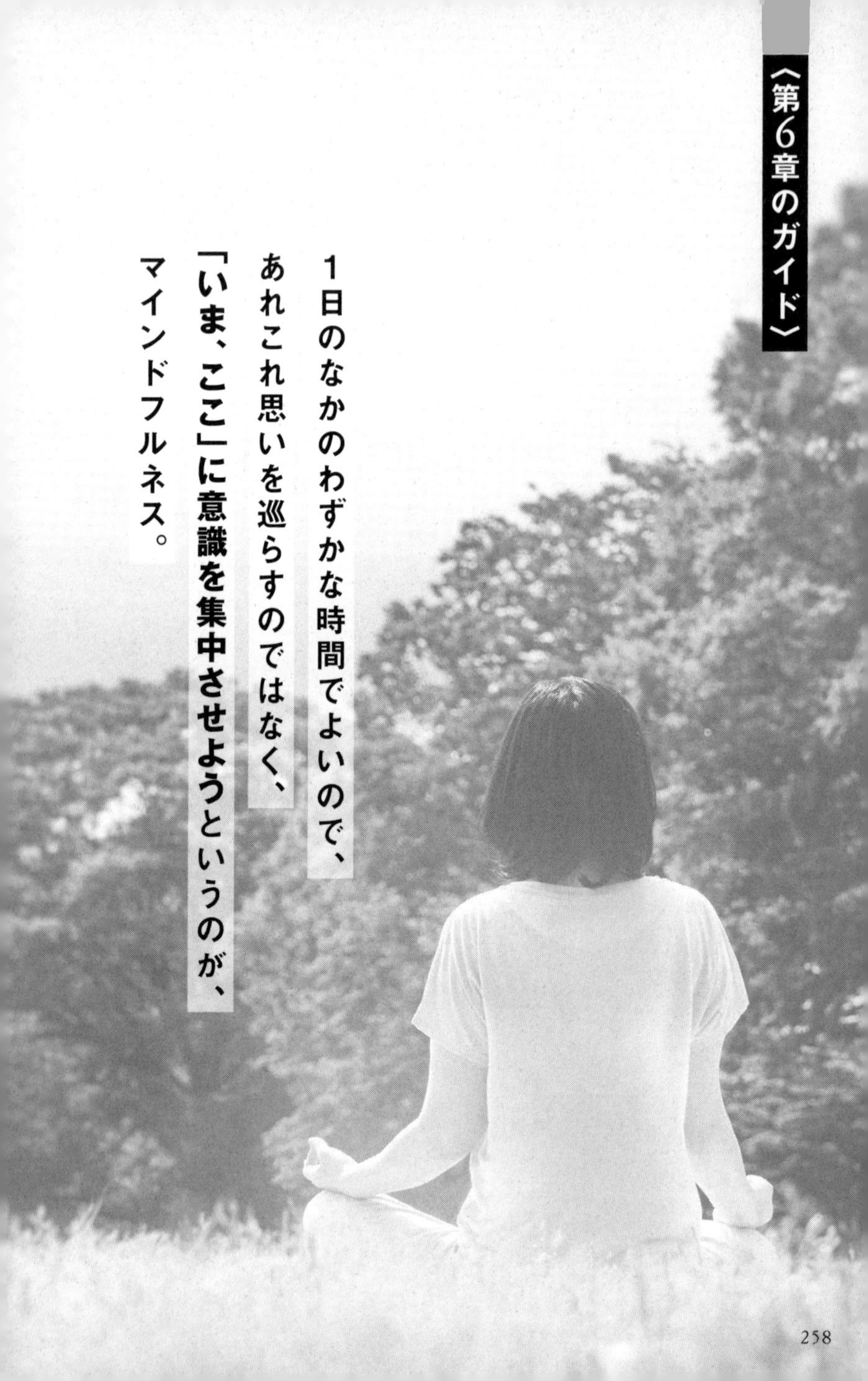

〈第6章のガイド〉

1日のなかのわずかな時間でよいので、
あれこれ思いを巡らすのではなく、
「いま、ここ」に**意識を集中させよう**というのが、
マインドフルネス。

本章をひとことで言えば、

「マインドフルネスで『脳磨き』をしよう！」というもの。

近年、脳科学の世界でも

マインドフルネスに関する研究はとても盛んで、

マインドフルネスによってもたらされる

多くの効果が科学的に明らかになっています。

そこで本章では、そもそもマインドフルネスとは、

「基本的にどのようなものなのか」

また「心や身体にどのようなメリットをもたらすのか」

について解説していきます。

マインドフルネスは集中とリラックスが共存する状態

まずは、マインドフルネスとは何かについて見ていくことにしましょう。

マインドフルネスの第一人者として知られ、マインドフルネスの考え方を医療の分野にも広めたジョン・カバット・ジン氏は、次のようにマインドフルネスを定義しています。

「マインドフルネスとは、いまこの瞬間に、余計な判断を加えずに、自分の人生がかかっているかのように真剣に意識して注意を向けること」

マインドフルネスとは、あれこれ考えたりせずに、ただただ自分の心と身体《からだ》に向き合う時間を過ごすこととといえます。

実際の行為としては「瞑想」に近いでしょう。瞑想のような状態になることで、それまでの心のありようを変えます。**「集中」と「リラックス」が心に共存していながら**

も、なぜか安定している精神と身体、そして脳の状態でもあるのです。

集中して行うと、そこにエゴが入る余地がなくなっていくので、**脳内のエゴを取る**「脳磨き」としても最適なのです。

マインドフルネスは、最近になって日本に渡ってきた新しい概念だと思う人もいるかもしれません。ですが意外なことに、**マインドフルネスは、日本仏教の「禅」と同じ源流にもとづいているものなのです。**

日本では禅の文化や考え方を理解しているのは仏教関係者が中心で、一般的にはその存在は知っていても中身についてはくわしく知らないという人が大半ではないでしょうか。

それにもかかわらず、外国では瞑想や坐禅の文化が広まり、有名になりました。**瞑想や坐禅を専門に研究する欧米の研究者たちのレポートの多さは驚くほどです。**

欧米では、マインドフルネスを内科や精神科、ターミナルケア等の医療プログラムなどに活用する方面へと研究が進んでいきました。

その後、マインドフルネスの研究はさらに進み、**鬱《うつ》や依存症状の改善など、「脳」と**

の関係にまで影響を与えることがわかってきました。

医療以外の場面、つまり病気を患っている人以外にもマインドフルネスの効果を発揮できる場面がいくつもあることもわかり、日常生活の質を向上させるための方法としても取り入れられるように発展してきたのです。

最近では、心と身体を健やかに保つため、ストレスのない状態で仕事に集中しやすくするために、企業でもマインドフルネスを研修として取り入れているところも増えてきました。

グーグル社やフェイスブック、ゴールドマン・サックス、P&G、インテル社などではマインドフルネスを取り入れた研修を行っていることが知られています。

脳磨きPOINT

マインドフルネスは脳内のエゴを取る「脳磨き」としても最適。

身体、心、そして脳の状態に気づくための「心のエクササイズ」

マインドフルネスは瞑想に近いものと説明しましたが、こう言うとマインドフルネスは宗教的なものという印象を持つかもしれません。

しかし、脳科学の世界で研究されているマインドフルネスは純粋な脳のトレーニングとして取り上げられており、そこに宗教的な「色」は付けられていません。

前出のマインドフルネスの第一人者であるジョン・カバット・ジン氏もマインドフルネスの宗教的なイメージを問題視していたのか、過去のインタビューで記者の質問にこのように答えていました。

記者：「マインドフルネスを米国社会に普及させようとするにあたって、宗教色をなくそうと心がけたとのことですが……」

カバット・ジン氏：「『注意』とか『気づき』という言葉は、とくに宗教的な意味合いはありませんよね。どちらもいつまでも変わらない人間の能力に関わるものですし、意識的に鍛えることで育てることができるものでもあります。マインドフルネスを体験して得られることに関しても同じようなことがいえるのではないでしょうか」

マインドフルネスは「形」としては瞑想に似ていますが、言葉の響きで考えると、**身体や心、脳の状態に気づくための「心のエクササイズ」**といった方がしっくりくるかもしれません。

脳磨きPOINT

マインドフルネスは宗教的ではない。心のエクササイズです。

1日数分の「脳トレ坐禅」でマインドフルネス

では、その心のエクササイズはどのように行えばいいのでしょうか。

そこでまずは、マインドフルネスの状態になるために私が毎日行っている坐禅の方法を紹介しましょう。

私はこれを「脳トレ坐禅」と名づけ、次のように進めています。

《脳トレ坐禅の始め方》

①何かが視界に入ってきて集中の妨げとならないよう、壁の方を向くなどして座る（椅子に座っても床に座ってもどちらでもよい）

②姿勢を正して余計な力を抜く

③一礼をする

④顔は正面を向いて、目は開けたまま目線を少し下に落とす
⑤肩に力が入らないように、両手を正面で卵を持つようにやさしく重ね合わせるか、太ももの上に手の平を上にしてそれぞれ置いてもいい
⑥左右揺振（身体を左右に揺らして、最初は揺れが大きく、次第に揺れが小さくなり、身体の重心が安定し、自然に揺れが止まる）
⑦大きく深呼吸を2回して、普通の呼吸に戻す
⑧息を吸い、はきながら「ひとつ」と心の中で数える。同様に息を吸い、はきながら「ふたつ」と心の中で数えていき、10まで行ったら1に戻る（吐く息10回で1に戻る）。途中でわからなくなったり、10を超えていることに気づいたりしたら1に戻る。これを一定時間続ける

《脳トレ坐禅の終え方》

①左右揺振（今回は、小さな揺れから、大きな揺れへ）
②一礼をして、坐禅を終わる

【※脳トレ坐禅のインストラクション音声（無料）は、「脳トレ坐禅」で検索ください】

大事なポイントは、ひたすら意識を呼吸に向けつづけること。余計な考えが頭をよぎっても受け流します。

私はこの「脳トレ坐禅」を、毎朝5分〜20分行っています。

時間は長い方がいいのですが、最初から長い時間に挑戦してしまうと、きつく感じて続かなくなってしまう可能性が高いため、最初は1分〜3分程度で始めるのがいいでしょう。その時間に慣れてきたら徐々に時間を長くしていきます。

大切なのは、1回の時間の長さよりも、とにかく毎日続けることとです。

毎日がむずかしければ週に3回くらいはやるようにして、断続的でもいいので続けます。また時間帯は、一日のうちのどこでもかまいません。

ただし眠いときにやると、途中で寝てしまうので、眠くならない時間帯を選ぶのも大事です。

次項からマインドフルネスが脳に与える影響を見ていきますが、海外で行われている研究の多くは「マインドフルネスになる瞑想（以下、マインドフルネスと呼びます）」を行っている人と、行っていない人とを比較することによって行われています。

研究の過程や結果を解説する際には、**「マインドフルネス」としていますが、「マインドフルネスの瞑想」と「脳トレ坐禅」はほぼ同義語**と考えていただいて差し支えありません。

脳磨きPOINT

まずは1分くらいから「脳トレ坐禅」を始めてみよう。時間の長さよりも毎日続けることの方が大事。

脳の老化の特効薬になり、記憶量もアップ！

脳科学の世界では、1990年代頃から機能的MRIという脳の活動を見ることができる装置が使われはじめました。

これによって、マインドフルネスを実践しているときの脳の状態が少しずつ明らかになってきています。

そのひとつは、マインドフルネスが脳の老化の防止に繋《つな》がるということ。

私たちの脳は年をとると共に萎縮して小さくなっていくのが一般的です。

これは単に「加齢によるもの」と思われがちですが、じつは脳が萎縮する原因は加齢に加えてストレスも大きな要因なのです。

慢性的なストレスは脳を破壊しますが、**年齢と共にストレスも加わっていきます。こ**

れによって脳細胞が破壊され、脳が萎縮していくのです。ところがマインドフルネスを実践している人は、その萎縮が少ないことが明らかになっています。

具体的には、**マインドフルネスを実践している人たちはしていない人に比べると、「前頭前野」「海馬」、そして「島皮質」などの厚みが増していることがわかっています。**

前頭前野は、複雑な認知行動の計画、人格の発現、適切な社会的行動の調節に関わっている脳の領域、海馬は記憶に携わり、島皮質は前出の通り「ハブ」として機能しています。私たちの脳は、ストレスや加齢に伴って、その皮質が薄くなっていくことがわかっています。

これはつまり、マインドフルネスが、脳の老化を遅らせる働きがあるということ。

2014年、米国・ハーバード大学のガード博士は、普段からマインドフルネスを実践している32人と、していない15人を対象にした、何十年にもわたる脳の働きの調査結果を発表しました。

先ほどお話ししたように、一般的には脳は何もしなければ年齢を重ねるのと比例して、その機能が下がっていくと考えられています。しかしこの研究結果では、**マイン**

ドフルネスを実践している人たちは、70歳になっても45歳のときの脳機能のままでストップしていたことがわかりました。つまり、身体は高齢者になっても、脳年齢は45歳のままキープしていたのです。

また、マインドフルネスは**早いうちに習慣化することで、早めに老化のスピードを遅くできることもわかりました。**

スペイン・ナバーラ州立大学のメンディオロス博士らは、マインドフルネスの実践が細胞のDNAに「メチル化」という変化を起こし、老化防止の効果があることを発見しています。気づいた時点でマインドフルネスを始めて脳を活性化させることが、脳の老化の速度をゆるめるコツだといえるでしょう。ぜひ、先ほど紹介した「脳トレ坐禅」を試してみてくださいね。

脳磨きPOINT

マインドフルネスを習慣化すれば、脳の老化を防止し、記憶力もアップする。

睡眠の質を高めるマインドフルネス

一説によれば、いまや日本人の5人にひとりは睡眠障害を患っているともいわれるほど大きな問題になっています。

「布団に入ってもなかなか眠れない」「眠りが浅くちょっとしたことで起きてしまう」「睡眠時間は足りているはずなのになぜか疲れがとれない」などというように、睡眠に対して不満を抱えている人は少なくありません。

睡眠は、身体を休めるだけでなく、じつは脳を活性化させる効果的な手段でもあります。

睡眠にはレム睡眠とノンレム睡眠という2種類がありますが、それぞれの睡眠の種類によって脳の活動が異なります。

たとえば、レム睡眠では、大脳は活発に活動をしていますが、身体の筋肉は弛緩《しかん》して動かないようになっています。

一方、ノンレム睡眠時には、脳も休んでおり、昼間にダメージを受けた身体の修復をする「成長ホルモン」が分泌されています。身体を元気にするためには、ぐっすり眠る必要があるのはこのためです。

睡眠不足の翌日に頭がボーッとして、仕事の効率も悪くなるのはこのレム睡眠とノンレム睡眠が足りていないうえにバランスも悪くなっているため。

また、**良質な睡眠をとらないと、脳の中にたくさんの老廃物がたまってしまう**と考えられており、この老廃物は脳の老化のスピードを速めます。

2005年、カナダ・カルガリー大学のカールソン博士は、「マインドフルネスを実践することによって、眠りの質にどのような変化があるのか」を調べる研究を行いました。

カールソン博士は、63人の対象者に対して、1回60分のマインドフルネスの講習を8セット、さらに自宅でも1回45分の瞑想を1週間に6回行うように依頼しました。

その後、対象者に眠りの質についてのアンケート調査を実施。
そのアンケート調査の回答を総合すると、次のような結果が得られました。

40％の人……ベッドに入ってから眠るまでの時間が短くなった
35％の人……よく眠れるようになった
33％の人……眠りの時間を長くとれるようになった
23％の人……睡眠薬に頼らなくてよくなった
14％の人……「昼間に眠い」が改善された
11％の人……朝まで目が覚めることがなくなった

この結果を見ると、マインドフルネスの実践がいかに睡眠に良い影響を与えるかがわかります。

私も「脳トレ坐禅」を続けて10年近くになりますが、**脳トレ坐禅を始める前に比べて、睡眠時間が短くても大丈夫になりました。**

現在の私の睡眠時間は平均で約5時間半。午後に15分から20分の仮眠を取ることもありますがそれを合わせても6時間弱といったところです。

一般的な平均睡眠時間より短いかもしれません。もちろん人によって最適な睡眠時間は異なるので、誰にとっても「6時間寝れば十分」とは言いません。ただ私の場合は、いまのところ5時間半の睡眠時間でも日中を快適に過ごせています。「脳トレ坐禅」を2、3時間したときは、特によく眠ることができます。

妻のクレアも、同じことを言っているので、やはりマインドフルネスの実践、「脳トレ坐禅」は睡眠の質を高める効果があるのでしょう。

脳磨きPOINT

脳トレ坐禅を行うと睡眠の質が高まり、ぐっすり眠れるようになる。

テストの点数を大幅にアップさせるマインドフルネス

マインドフルネスを実践するだけで、「テストの点数が大幅にアップする」という研究結果があります。

ひとつは2013年、米国・カリフォルニア大学サンタバーバラ校のムラザック博士らが行った研究です。まず、対象者の48人の学生を2つのグループに分けました。片方のグループには1回45分のマインドフルネスの講座を1週間で4回、もう片方のグループには栄養学の講座を受けてもらいました。

2週間後に両グループはともに読解力のテストを受験しました。

その結果、栄養学を受講したグループにはなんの変化も見られなかったものの、**マインドフルネスの講座を受講したグループは獲得点数が跳ね上がり、相対的な順位も16パーセントも上昇したのでした。**これは、勉強中や試験中に余計なことを考えずに、今ここに集中できるように脳が変化成長したためだそうです。

また、2012年、イスラエルのネゲブ・ベン＝グリオン大学では53人の対象者を2つのグループに分け、マインドフルネスが創造性（思考の柔軟性）にどのような影響を与えるかを調べました。

マインドフルネスを毎日20分5週間続けたグループでは、創造性（思考の柔軟性）テストのスコアが、マインドフルネスを実施しないグループに比べて、1・5倍も高くなっていました。

さらに、マインドフルネスを3年以上続けている14人の人たちでは、マインドフルネスを5週間続けたグループと比べても、3倍近く高いスコアになりました。

これらの研究からも、マインドフルネスの実践は学業にも役立つことがわかるのです。

脳磨きPOINT

マインドフルネスは学業の成績アップにも役に立つ。

免疫力とマインドフルネスの関係

いつまでも若々しく健康で長生きしたい――。

これは誰もが願うことだと思います。どうしたら長生きできるかについては、昔からさまざまな分野で研究が進められていますが、それはマインドフルネスの分野においても例外ではありません。

1989年、米国・マハリシ経営大のアレキサンダー博士は、平均年齢81歳の高齢者73人を対象にマインドフルネスがどのような影響を与えているか、対象者が「その後どうなったか」3年間の追跡調査を実施しました。

その結果は、マインドフルネスの瞑想を毎日20分、朝と晩の2回続けている高齢者は、3年後の死者が0人、死亡率は0%というものでした。

ところが、マインドフルネスを実践していない高齢者は、3年後の死亡率は12%だったのです。

認知症の発症についても、マインドフルネスの瞑想を続けている高齢者はほとんど症状が見られないのに対し、マインドフルネスを実践していない高齢者は30%もスコアが下がっていました。

つまり、マインドフルネスをしなかった高齢者たちは、認知症にかかりやすくなっていたという結果です。

さらに、学習テストの結果も、マインドフルネスを実践していない人は、している人に比べて40%もスコアが低くなっていました。

また免疫とマインドフルネスの関係の研究もあります。

免疫力とは、病気を引き起こすウイルスや細菌などの外敵から、私たちの身体を守る働きをする力のこと。病原体はいつでも身体の中に入ってこようとしますが、免疫力はこれを防ぐバリアの役割を果たしています。

免疫力とマインドフルネスの関係については、2001年に、米国・ウィスコンシン大学のダビットソン博士らが研究報告を発表しています。

この研究では、対象者の41人を、マインドフルネスを実践する25人のグループと、しない16人のグループに分けました。

マインドフルネスの実践をするグループは、マインドフルネスの講義を毎週3時間受講、加えて1日1時間、1週間6日のマインドフルネスの瞑想を8週間続けます。

その後、対象者の脳の活性と免疫力を測って調べたところ、**マインドフルネスを実践したグループの免疫力は30％もアップしていました。**

マインドフルネスの効果が高いと感じる人ほど、免疫力も上がっているという興味深い報告もあります。

脳磨きPOINT

マインドフルネスの実践は免疫力を高め、認知症にもかかりにくい。

なかなか痩せないのはストレスのせいだった

「お腹まわりが気になる」「もっと痩せたい」

このような悩みを持っている人も多いでしょう。

医学誌に発表された「世界肥満実態調査」によると、世界中の過体重と肥満の人数は１９８０年には８億８５００万人だったのに対し、２０１３年には21億人に達していることがわかったそうです。約35年前に比べると、世界における太っている人の割合は２・５倍になっている計算になります。

日本ではどうでしょうか。厚生労働省発表のデータによると、日本人の男性では、20代～60代では約30％、女性では約20％が肥満だとのこと。

マインドフルネスが、「ダイエットに影響を及ぼす」という研究結果もあります。

２０１１年、米国・カリフォルニア大学サンフランシスコ校のダウヴァニアー博士は、41人の肥満の女性たちのうち21人を対象に４か月間、マインドフルネスのプログラムを受けてもらいました。

その結果、マインドフルネスを実践した21人は残りの20人と比べて、「お腹の脂肪量」と「ストレスホルモン」が減っていることがわかりました。

ストレスホルモンはストレスに関係するものであって、「ダイエットとは無関係なのでは」と思うかもしれません。

通常、私たちはお腹が空《す》くと血糖値やインスリンの値が下がり、視床下部などの脳回路が刺激を受けて、空腹を感じるシステムになっています。**ところが、慢性的なストレスを感じている場合にも、空腹感の信号を送ってしまうことがあります。**

私たちがストレスを感じると、脳内の扁桃体《へんとうたい》や視床下部が活動して、ストレスホルモンの分泌を促します。一時的なストレスは食欲をなくさせます。

そのストレスが慢性的になると、「ストレスに立ち向かうためにはエネルギーをためこまないと！」という働きが脳内で起き、それが「お腹が空いた」という信号を送ってしまうのです。その結果、たくさん食べてしまうということが起きます。つまり、慢性的ストレスは食べ過ぎのもととなるのです。

ですがマインドフルネスによって、血液中のストレスホルモンが減り、それが脂肪の減少に繋がるというわけです。

脳磨きPOINT

マインドフルネスでストレスホルモンを減らせば、もう食べ過ぎない。

腰痛や頭痛など、身体の痛みを鎮静化する効果

「腰が痛い」「頭が痛い」など、慢性的な痛みを持っているとつらいものです。

マインドフルネスの実践によって「腰痛が軽減される」という研究報告もあります。

２０１１年、米国・ウェイクフォレスト大学のザイダン博士は18人を対象に、マインドフルネスのトレーニングを４日間行いました。

すると、慢性的な腰の痛みは40％、腰の不快感は57％もそれぞれ軽減したという結果が出たといいます。

慢性的な身体の痛みは、時として「偽薬効果」で軽減できることがわかっています。

「偽薬効果」とは、「この薬には鎮痛効果がある」と思い込んでしまうことで、本当の「薬」ではないにもかかわらず、偽の効果が現れることです。

マインドフルネスによる鎮静効果も「偽薬効果」なのかを調べてみると、「偽薬効果」のときと脳の活性が異なることがわかりました。**マインドフルネスによる鎮静効果は、「腰が痛いときの脳の活動パターン」を解除するためだというのです。**

ただ、注意しなければいけないのは、「マインドフルネスは万能薬ではない」ということ。腰痛に関しては、腰にダメージを受けるなどして本当に痛んでいる場合と、**腰痛が慢性化し、「腰の痛いときの活動パターン」が脳でクセになっているために起きている場合がある**ことがわかっています。

マインドフルネスによって腰痛が軽減されるのは、後者の場合です。

また、頭痛についてもマインドフルネスの研究があります。

2014年、同ウェイクフォレスト大学のウェルズ博士は、慢性的に頭痛の症状がある、いわゆる「頭痛持ち」の19人を対象に、10人はマインドフルネス、9人は一般的な医療行為によってそれぞれ頭痛の治療をしました。

マインドフルネスのグループは、1日45分のマインドフルネスの瞑想を週に最低5日間、これを1か月続けました。

すると1日当たり、**それまでに比べて1・4回頭痛が減り、痛みもひどくならなくなったといいます。**1回の頭痛の時間も、一般的な医療行為により治療した人と比べて短い時間で治まるようになったとのことです。

脳磨きPOINT

マインドフルネスは、万能薬ではないけれど、腰痛や頭痛の痛みを軽減させる。

フロー状態で仕事がサクサク進む

ここまでは主にマインドフルネスが身体に与える影響を見てきましたが、ここからは「心」に与える影響について見ていきましょう。

さて、次のような状態を聞いたらどう思いますか？

「心の中で調和が取れていて、とても満たされた感じ、高い集中状態にもかかわらず、無重力のように軽やかで疲れもまったく感じない。ワクワクして、一生懸命にがんばっているつもりもないのに、どんどん仕事が進んでしまう。その仕事と自分が一体化して、外の環境とも本当に調和して気持ちがいい」

このような状態が本当にあるのかと思ってしまいますが、実際にあるのだそうです。

それを「フロー状態」といいます（「ゾーン」ともいいます）。

そして、脳科学でも解明が進んできています。

このような状態は、主観でしかわからないので、科学的に研究しようがないと思うかもしれません。ところが、最新の興味深い研究があります。

スペイン・バルセロナ大学のモンツール博士らは、スラックラインを利用してフロー状態を身体の動きのスムーズさで検知できることを示しています。

スラックラインは、ひとことで言うと「綱渡り」です。

近年、新しいスポーツとして注目されてきています。スラックラインの競技会なども開催されるようになり、世界チャンピオンになる人は、1キロメートルの長さの綱の上を、バランスを整えながら歩けるのだそうです。

地上から綱の高さは600メートル。渡るのに要する時間は1時間15分。命綱をつけているとはいえ、バランスを崩せば落ちてしまうわけで、その間中、極度の集中状態にあるわけです。

競技者本人の「主観」で、フロー状態にあるかをスラックラインの動きと連動して調べる、フロー状態を科学的に検知しようという試みです。**実際に、身体の動きがと**

ても滑らかになるとき、主観的なフロー状態と一致することがわかってきました。

米国・エモリー大学のハンセンキャンプ博士らは、マインドフルネスを長年実践している人たちの脳では、集中力が増すように変化が起こると報告しています。**その変化のひとつが島皮質です。島皮質の活性が高まると、注意散漫から集中状態への切り替えがしやすくなるのです。**

一流のアスリートたちが「ここ一番」で実力を発揮できるのも、集中しているからに他なりません。

「失敗したらどうしよう」「負けたらどうしよう」といった雑念がゼロで、心が「いまここにある」状態だからこそ、集中していい結果を出すことができるのです。

マインドフルネスの実践は、このフロー状態に入りやすくするのです。

ミュージシャンでありダンサーであったマイケル・ジャクソンは、あるときのインタビューで、「どうしたらあなたみたいにダンスがうまくなれるのですか？」という質問に対して、**「そんなの簡単だよ、君が音楽になったらいいんだよ」**と答えていました。

彼がダンスをするときというのは、まさにフロー状態に入っているのでしょう。フロー状態には雑念が顔を出す余地はありません。カッコよく踊ろう、かっこいいところを誰かに見せよう、うまく踊ってほめられようといった雑念はなく、ただただ音楽そのものになる。彼は集中し、かつリラックスしながら踊っていたのだろうと思います。

このような状態になれたら、仕事もサクサク進むように思いませんか？

脳磨きPOINT

マインドフルネスの実践で、フロー状態に入ることができる。

マインドフルネスが不安な気持ちを少なくする

ネガティブな思い込みや不安がまったくない人はいませんよね。誰にでも、心の負担になっている思いはあるものでしょう。じつは、マインドフルネスはこれらを軽減します。

米国・ハーバード大学のセルビック博士らは次のような研究をしています。59人の被験者の人たちに協力をしてもらい、マインドフルネスを学び実践するクラス（37名）と、ストレスマネジメントを学び実践するクラス（22名）に分かれてもらいます。

それぞれ8週間のプログラムを受講してもらった後に、ストレスがどのくらい減少しているかを調べると、それぞれ、**マインドフルネスは4・57ポイント、ストレスマネジメントでは3・68ポイントのストレスの減少が見られました。**

マインドフルネスを実践した人たちでは、不安を感じることが少なくなるに従い、記憶を司《つかさど》る海馬と海馬周辺領域との繋がりに変化が見られました。

この領域は、海馬からの不安や恐れの記憶を引き出すことに関わりがあることが知られています。**この領域が安定することで、不安の記憶をうまく調整することができるのだと考えられます。**

また、被験者の不安を感じる度合いと脳の他領域での変化を調べてみると、不安が減少する度合いが大きくなるにつれて、不安を引き起こす扁桃体などが小さくなるという脳内回路にも変化が起こっていることがわかりました。

マインドフルネスは、単にその場で気持ちを落ち着かせるというだけでなく、不安な感情をうまく扱えるように脳に変化を引き起こしているのです。

脳磨きPOINT

マインドフルネスで、「いま、この瞬間」に集中できれば、不安も少なくなる。

イライラが減り、いまの自分を素直に受け入れられるようになる

人がイライラしたり、感情的になってしまったりする理由のひとつは、私たちが「〜するべきだ」「こうあるべき」「〜しないといけない」「〜してはいけない」といった〝こだわり〟を持っていることです。

このこだわり通りにいかないと、「〜するべきなのにできなかった」「〜しないといけないのに、あの人はなぜできないのか」と考えて、イライラしてしまうわけです。

さらに、**私たちの脳には「ネガティブバイアス」と「脳の盲点」という特性があり、これがイライラを増やす原因となるのです。**

106ページでもお話ししましたが、ネガティブバイアスとは、私たちが何か物事を見るときに「悪い側面」に焦点を当ててしまいがちになるという脳の特性です。

脳の盲点というのは、**他者のことについては表面の見える部分だけに注目し、その**

裏にあるものを見逃しやすくなるということ。


たとえば、こんなエピソードがあります。

私たちが10年ほど前に脳トレ研修をさせていただいたある会社での出来事です。

大変真面目で熱心な若い社員が脳トレ研修受講のメンバーでした。

ところが、その彼は突然退職することになってしまったのです。

その会社の社長にお話を聞くと、大変ご立腹で「言われた仕事をひとつも真面目にやらない。やる気がないなら、やる気が持てる仕事を探した方が自分のためじゃないか」とアドバイスをされたとか。


その彼が退職された後で、直接連絡をして脳トレ研修を受講してくれたお礼も兼ねて個人的にささやかな会食をさせていただきました。

いろいろお話を聞くと、「自分は社長のことを父のように思って、一生懸命に仕事に打ち込んできました。社長に言われた仕事も自分なりに真剣に取り組んできたのです。営業の担当でしたが、それ以外のことで自分が知らないことをしなさいという。小さな会社で、その道の専門の人もいないし、営業の仕事をしつつ、自分なりに調べて、真剣にやろうとしていました。そうしたら、1週間後に、社長から『あの仕事はやったか？』と質問をされたので、まだですと答えると、『それなら別のことをしてみたらどうか？』と、また自分の知らないことを言ってきました。今度も、自分で調べながら、営業のかたわら仕事を進めようとしていると、1週間ほどして、また『あの仕事はしたか？』と社長から問い合わせが。まだですと答えると、また新しいことをやりなさいと言われました。そのようなことが何か月も続いて、ついこの間、『やる気がないなら、別の仕事を探してもいいよ』と言われました。大変悔しいことですが、辞表を持っていく羽目になりました」とのこと。

人は皆「脳の盲点」があるので、相手を深く理解しないで、一方的に「こいつは怠け者だ」というレッテルを貼ってしまうことが、いかに残念なことを引き起こすか……。

大変心痛む出来事を目の当たりにすることになってしまいました。

ちなみに、その辞表を出された彼は、新しい仕事を見つけて、結婚もされて、その後、幸せな人生を歩んでおられるようです。

マインドフルネスを続けると、このネガティブバイアスや脳の盲点がだんだん軽減されます。そして、相手を責める以外のことに思いをはせられるようになります。

たとえて言うなら、作物を育てていて、思い通りに収穫できないからといって、作物を罰するために水をやらなかったり、刈り取ったりする人はいないでしょう。

本当にたくさんの収穫を得たいのであれば、あらかじめ土づくりをしたり、水を毎日かけたり、必要に応じて肥料をやったり、風で倒れてしまわないように支柱を添えたり、いろいろ手間隙《ひま》かけて育てるでしょう。

マインドフルネスの実践を続けていると、そのような「自然の理《ことわり》」がわかるようになると研究成果が教えてくれています。

また、マインドフルネスを続けていると、**等身大の自分をあるがまま、そのまま受け止めることができるようになり、無理な力がかからなくなります。**

「あるがままに」というと、昔の私は、「満足して成長しない」「もっと尻をたたかなければ」のようなことを思っていました。しかし、それは、たとえるならば、熱帯雨林の木をカラカラに乾燥した砂漠で育てたり、乾燥を好む植物を高温多湿の環境で育てたりしているのと同じだと気がついたのです。

自分や他者を「あるがままに」見ることができるようになるというのは、**その人にとって一番輝ける状態・一番成長しやすい状態を見つけること**。怠ける状態とはまったく異なると気づくことになりました。自分も含め人が一番輝ける状態を真剣に考えるように少しずつなってきたように思います。まだまだだとは思いますが……。

そして**自然に感情が安定するようになり、自分自身がワクワクをとても感じられるようになってきました**。その良い意味での開き直りが、状況の打開に繋がる場合も少なくありません。

脳磨きPOINT

マインドフルネスを続けると、自然に感情が安定するようになり生きるのがワクワク楽しくなる。

第7章

大自然で感じる「Awe(オウ)体験」で脳はどうなるのか？

Unleash the Brain Power

〈第7章のガイド〉

登山やキャンプ、あるいは海水浴などに行った先で、
大きな自然に圧倒された経験はありませんか。
大草原や大海原、あるいは星空など、
目の前に広がる大自然に心が大きく動くような経験です。

じつはこのような経験が、**脳にとって**
大きなプラスになる場合が多いことがわかってきています。

脳科学の世界では、大自然や大宇宙に接して
「自分はなんてちっぽけな存在なのだろう」と感じるような
経験を、Ａｗｅ（オウ）体験と呼んでいます。

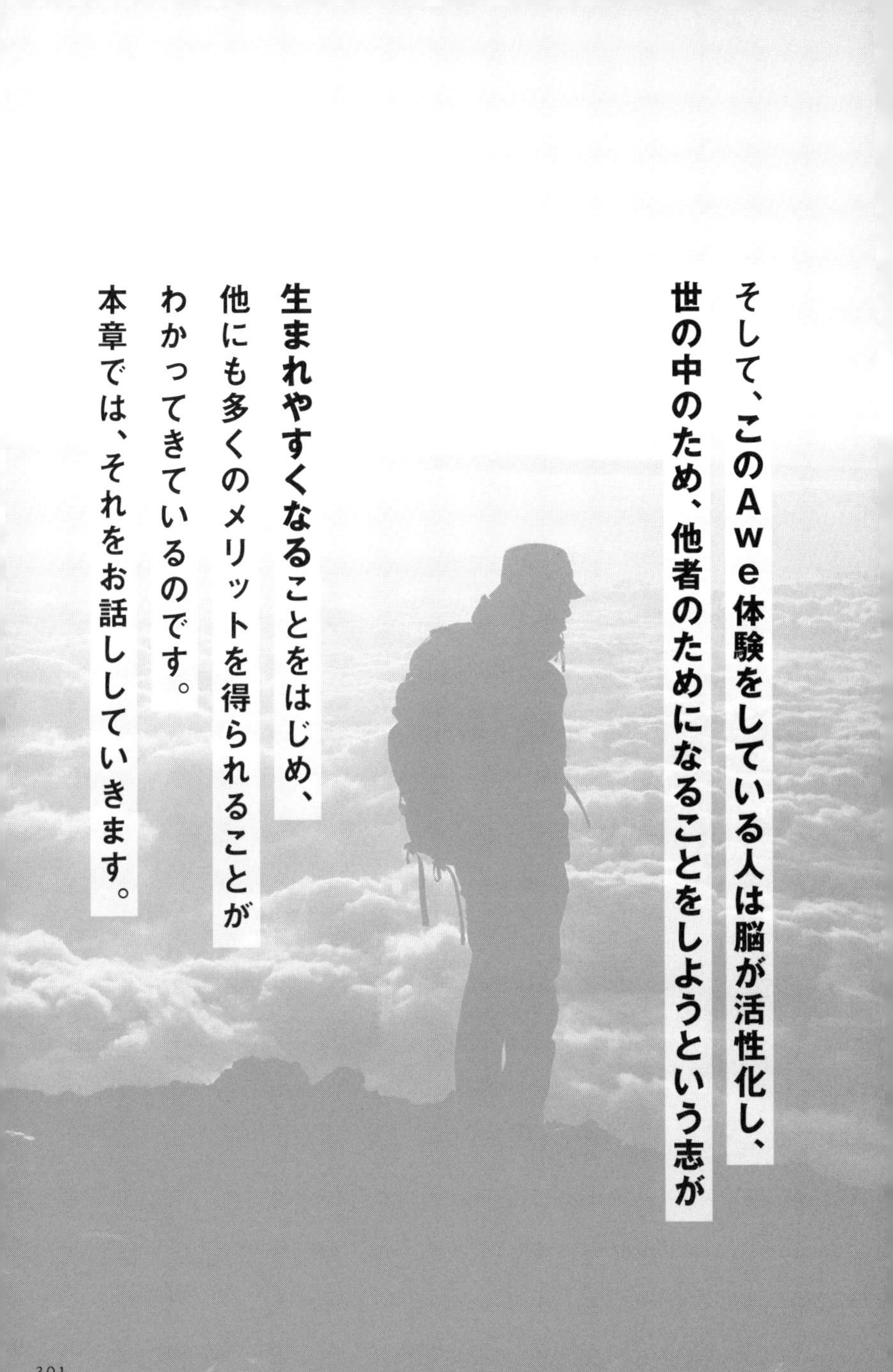

そして、**このＡｗｅ体験をしている人は脳が活性化し、**
世の中のため、他者のためになることをしようという志が
生まれやすくなることをはじめ、
他にも多くのメリットを得られることが
わかってきているのです。
本章では、それをお話ししていきます。

圧倒的な自然の前で〝ちっぽけな自分〟を感じるとき、脳は活性化する

果てしなく広がる空の下で「この広大な宇宙に比べたら自分はなんて小さな存在なのだろう」と思う。あるいは、登山をして頂に立ち、360度に広がる空の下で他の山々の連なりや雲海を見渡し、〝ちっぽけな自分〟を感じる——。

このような、大自然や大宇宙の悠久さや広大さを前に、自分の存在の小ささを感じる体験を、脳科学ではAwe（オウ）体験といいます。

このAwe体験をしているとき、その人の脳はとても活性化していることが多くの研究から明らかになってきています。

カナダ・トロント大学のステラー博士らの研究では、「Awe体験は自分を最小化し、それが謙虚になることに繋《つな》がる」という仮説を立て、それを延べ977人の被験者の

協力のもとに検証しています。

その結果、被験者が「Awe体験によって世界が違って見えた」「Awe体験によって生かされている感じがした」と答えるなど、**Awe体験をすると自分の自我(エゴ)を少なくし、謙虚な気持ちを起こすことがわかりました。**

また、謙虚になると他者に興味を持てるようになり、自分の成功に対しては「周囲の人が協力してくれたおかげ」などというように、他者や自然の力に感謝の気持ちが起きることもわかったのです。

Awe体験が謙虚さをもたらすという結果は、米国・ジョン・テンプルトン財団の研究でも明らかになっています。

私自身を振り返ってみても、たしかに悠久の自然を前にしたときというのは、自分のすごさをほこるというよりも、**大自然のすごさに圧倒され、自分が悠久の時の流れの中では、〝小さな点〟にしか思えず、謙虚になる**と感じています。

ちなみに、何かと比べて「自分なんてたいしたことないな」と、自分を卑下しているわけではありません。

大宇宙の悠久さや自然の広大さを前に「自分を小さい」と感じるとき、人は非常に謙虚な気持ちになり、そして素直に感謝の気持ちを持ちます。

その結果、前向きにもなり「世の中のため、誰かのために役立ちたい」という思いを強くするのです。このとき、脳は通常の何十倍、ときには何百倍も活性化するのです。

脳磨きPOINT

大自然や大宇宙の悠久さや広大さを前に、自分の存在の小ささを感じると、脳は活性化し、謙虚な気持ちになる。すると寛容で道徳的になる。

100年後の未来の社会や人のために行動できるようになる

普段の生活のなかでは、失敗したり、恥をかいたり、自分の能力や才能がないと自覚したときなどにも自分の小ささを感じます。このような場合は、気持ちがとても後ろ向きになりますね。

しかし、先にお話しした通り、大自然や大宇宙の悠久さや広大さを目の前にしたときに感じる「自分は小さい」という感覚は人を謙虚な気持ちにさせます。人を素直にさせ、感謝の気持ちを高めます。そして前向きになり、誰かのため、世の中のために役立ちたいと思うようになる。**このときに、自分の人生の目的や志が見えてきます。**

中国・北京師範大学ザオ博士らの研究では、563人の被験者でAwe体験をしやすい脳の使い方と「人生の目的・志を持っていること」についての相関関係を調べています。

その結果、Ａｗｅ体験を頻繁にしている人は、人生の目的を明確に持っていることがわかりました。

また、中国・広州大学のリー博士らの研究は、Ａｗｅ体験が「社会性行動」にどのような影響があるかを調べています。

そしてこの研究では、**Ａｗｅ体験で未来の時間の感覚を持てるようになり、社会性のある行動が取れるようになる**という結果を出しています。

「未来の時間の感覚を持てる」というのは、未来を単なる時間経過した先にあるものと捉えるのではなく、自分が生きている「いま」と同じような感覚で捉えること。

たとえば、いまから１００年後の未来は、多くの人にとって自分が死んだ後の世界です。その時間を「自分が生きていないのだから関係ない」と他人事《ひとごと》のように捉えるのではなく、「いま」と同じ感覚で捉えることです。

それは、未来もいまと同じように価値があると実感することができるからです。

この感覚を持てるかどうかは、その人が社会性のある行動を取れるかどうかに大きく関わります。

たとえば、未来に思いが至らない人は、どうしてもいまの自分たちがより良く生きることだけを考えてしまう傾向があります。いまが良ければいい、いますぐメリットがあることをやろうなどという考えにいたってしまうのです。

しかし、地球の未来にきちんと思いをはせられる人は、温暖化による地球の環境悪化を少しでも食い止めようと「温暖化しないような生活に改めよう、なんとか対策を練ろう」などと考えます。それは、単に「自粛」することだけを考えるのではなく、「温暖化防止」によって、逆にいままで以上に社会を活性化できないか、あらゆる創意工夫を凝らそうというところにまで思いをはせられるようになるといいます。

この研究ではさらに、**未来の時間の感覚を持てる人は「長期的な目的や目標にたえず焦点を合わせることができ、短期的な興味や誘惑に惑わされなくなる。そして、全体のバランスを考え、新しい形を模索し知恵を絞ろうとする」**としています。

先ほどの例でいえば、温暖化防止はもちろんですが、そのために職を失うなど、苦しむかもしれない人たちにも目を向けられます。一方でＡｗｅ体験をしていない脳は、どちらか一方、特に短期的なことに目を向けがちな傾向があります。

また、2000人以上の被験者の協力を得て行われた米国・カリフォルニア大学アーバイン校のピップ博士らの研究では、Awe体験は「寛容さ」を引き出すこと、また自分の小ささを感じ謙虚さを育むことにより「社会性のある行動を取るようになる」こと、また「より道徳的な判断をしやすくなる」という結果が出ています。

つまり、**人はAwe体験をすることによって、いまの社会はもちろんのこと、未来の社会や人のために役立つことをしようと考えるようになるというわけです。**

第5章で「利他の心が豊かで幸せに生きることに繋がる」ことをお伝えしましたが、Awe体験はこの「利他の心をさらに時間や空間を超えて持つこと」に繋がるのです。

脳磨きPOINT

Awe体験をすると、いまだけでなく、時空を超えた未来の社会や人の役に立とうとする、広い視野の脳になる。

インターロイキン6の濃度が下がり寿命を延ばす

Ａｗｅ体験についての研究では、心身ともにさまざまな素晴らしい効果が実証されています。ここでいくつか紹介しましょう。Ａｗｅ体験と健康の関係も研究されています。

前述のカナダ・トロント大学のステラー博士らの研究では、**Ａｗｅ体験を頻繁にしている人はインターロイキン6の濃度が低く保たれている**という結果が出ています。

第2章でもお話ししましたが、インターロイキン6は、身体《からだ》が慢性的な炎症を起こしているときに出るもので、慢性的な炎症は人の寿命を縮めます。

逆にいうと、**インターロイキン6が下がっている状態というのは身体には良く、寿命を延ばすことに繋がるのです。**

ちなみに、新型コロナウイルス感染症で、急に症状が重症化するのは、インターロイキン6が大量に放出され、「サイトカインストーム（免疫暴走）」を起こすことが、要因のひとつだとわかってきました。

米国・ジョン・テンプルトン財団の研究によれば、**Ａｗｅ体験をしている人は、見破る力、騙《だま》されない思考力を持つようになる**のだそうです。

Ａｗｅ体験をしていないと、情熱のある人の話やおもしろい話には弱く、議論でも説得されやすくなります。たとえそれが詐欺師だったとしても、ものすごく情熱的に話されると信じてしまいます。

それに対してＡｗｅ体験をしている人は、見破る力があるのだそうです。

Ａｗｅ体験の特徴として、米国・アリゾナ州立大学のシオタ博士は次のようなことを挙げています。

①マインドフルネスを行ったように、何ごともありのままに受け取ることができるようになる

②心と身体をリラックスさせる

③好奇心を引き出す
④人と心の繋がりを作る
⑤利他の心を引き出す
⑥身体を健康にする
⑦創造性を引き出す
⑧希望に満ちた状態になる
⑨幸福感が高まる
⑩嫉妬心など、ネガティブな感情が少なくなる

このように、広大な大自然や大宇宙の悠久さを体験することは、単に心が洗われるだとか、気分転換になるだけでなく、具体的に心身ともに良い影響があるのです。

脳磨きPOINT

Awe体験は、心身ともに素晴らしい力をもたらす。

あなたは、Awe体験しやすい人？ Awe体験しにくい人？

多くの人にとって山や海、川などの美しい自然は魅力的なものではないでしょうか。自然の中への旅は、そのような美しいものとの出会いがあるだけでも魅力的ですが、それが同時にいままでお話ししてきたようなAwe体験になるとすれば、その旅はますます魅力的なものになりますね。

私も、そのような旅がしてみたくなり、家族で鹿児島県の屋久島を訪れたことがあります。世界自然遺産として登録されている屋久島は樹齢何千年という縄文杉があることで有名です。その素晴らしさは、何十年も前に島を訪れた植物学者、動物学者が「類を見ない島」「人類の至宝」と評価したといいます。

実際に訪れるとたしかに素晴らしい島で、大自然に圧倒されAwe体験を実感できました。

じつは、Ａｗｅ体験の度合いには人によって差があるといわれており、**同じ環境に身を置いてもＡｗｅ体験をしやすい人としにくい人とがいるのです。**

このときは私よりも妻や娘の方が強いＡｗｅ体験をしたようです。

私はつい理屈で物事を捉えてしまう傾向があるので、私のようにあれこれ考えずに、感じたままを素直に受け止めることができる妻や娘の方がＡｗｅ体験は得意なのかもしれません。また、私より妻と娘の方が他の人の気持ちを受け取るのがずっと上手で、**他者や世の中のために役立とうという気持ちが強いのです。**科学的なデータはありませんが、そのような人の方が強いＡｗｅ体験をする確率が高いと感じています。

ところで、都会に住んでいる人は自然豊かな土地へ出掛けていってＡｗｅ体験をすることができますが、もともと自然豊かな土地で暮らしている人はどうなのか、日頃からＡｗｅ体験をしていることになるのかといった疑問が湧くかもしれません。

残念ながら、それを明らかにする科学的なデータはありません。

ただ私は体験的に、ほとんど自然を感じられない都会に住んでいる人より、自然豊かな土地に暮らしている人の方が日常的にＡｗｅ体験をしているように感じています。

ここ数年、企業研修で頻繁に鹿児島県に足を運んでいるのですが、その度に「鹿児島には親切な人が多い」と思うのです。たとえば私たちが道に迷っていると、すぐに誰かが近づいてきて「道に迷っているんですか？」と聞いてくれる。そして親切に道順を教えてくれるのです。そんな経験が一度や二度ではなく、とにかく頻繁。東京とは明らかに頻度が違うなと感じています。

鹿児島市内の一部は都会的な町並みがありますが、それでも桜島がしょっちゅう噴火するなどとても大自然の営みが身近に感じられます。そんな自然のなかに住んでいる人たちは、自覚のないままにＡｗｅ体験をしているのではないか、それが他者を思いやる気持ちに繋がっているのではないかと思っています。

脳磨きPOINT

理屈で考えるより、自然をあるがままに素直に受け止められる人の方が強いＡｗｅ体験ができる。

自然体験のダークサイド

ここまで紹介してきた大自然に対するＡｗｅ体験はすべてポジティブなものですが、**じつは大自然に関する体験にはネガティブなもの、ダークサイドがあります。**

大自然を前にしたとき、私たちは「怖い」と感じる場合もあります。たとえば東日本大震災で発生した大津波は、私たちに自然の脅威を感じさせました。

実際に津波を体験した人のみならず、津波の映像を見ただけの人でも人間の無力さを感じた人は少なくないでしょう。このように、大自然や大宇宙に触れたときに起きる感情は、必ずしもポジティブなものとは限らないのです。

津波のような大自然の脅威は多くの人にとってネガティブな体験になりますが、**ある人にとってはポジティブなＡｗｅ体験になるものでも、ある人にとってはネガティ**

ブな感情を引き起こすこともあります。

たとえば無数の星が光り輝く夜空を見上げたとき、それが同じ場所から同じ方向を見上げた空だとしても「なんて宇宙は広大で悠久なんだ」と感じる人もいれば、「なんて宇宙は広いのだろう。自分はちっぽけで無力な存在だ」と落ち込む人もいます。

この差はどこから生まれるのでしょうか。

この違いが生まれる原因のひとつとして、中国・華南師範大学のグアン博士らは、脳の島皮質の厚みを挙げています。**「脳の島皮質が厚い人の方がポジティブなＡｗｅ体験をしやすい」という研究結果を出しているのです。**

改めてお伝えすると、「脳磨き」は「脳の島皮質を鍛えること」でもあります。

つまり、「脳磨き」を続けて島皮質の厚みが増せば、ポジティブなＡｗｅ体験をしやすくなり、そこから生まれるさまざまなメリットを得やすくなるともいえるのです。

脳磨きPOINT

脳の島皮質が厚い人の方が
ポジティブなＡｗｅ体験をしやすい。

大自然の中でなくてもAwe体験はできる

さて、ここまでAwe体験がもたらすメリットを紹介してきましたが、なかにはAwe体験ができるような大自然に触れる機会をなかなか持てない、という方もいるかもしれません。

でもじつは、普段からでも、小さなAwe体験を積み重ねることはできます。

オランダ・アムステルダム大学のフォンエルク博士らは、**大自然の広大さ・美しさが感じられる動画を見ることでも、軽微なAwe体験ができる**としています（たとえば、米国・ヨセミテ国立公園の動画　https://youtu.be/N6-2fVsFV8E など）。

大自然の美しさ、広大さ、悠久さを少しでも感じられたら、それも一種のAwe体験です。このような動画を大画面にして見てもいいかもしれません。

ただ、このような軽微なＡｗｅ体験では、「時間の感覚を変えてしまうことはない」と、オランダ・アムステルダム大学の研究が明らかにしています。

たとえば、強いＡｗｅ体験の特徴のひとつとして時間の感覚の変容があります。世界がスローモーションのようにゆっくり動いているように見えたり、あるいは逆に、何かに集中しすぎて、ほんの一瞬だと思ったら、意外にも長い時間が過ぎていたりというようなことが起こるのだそうです。これは、Ａｗｅ体験がフロー状態（ゾーン）を引き起こすからだと考えられています。

ちなみに、**きれいな街のネオンや夜景などでは、このようなＡｗｅ体験は起こらないようで、何か人智を超える感覚で、脳はＡｗｅ体験を引き起こすようです。**

大事なのはＡｗｅ体験をして、**謙虚な気持ちになったり、世の中のため、人のためという利他の気持ちが強くなったりすること。**豊かで幸せに生きるためには、そのように脳が活性化することが重要なのです。

そしてその脳を活性化させる方法が、これまでお伝えした「脳磨き」です。

感謝の気持ちを持つこと、前向きになること、気の合う仲間や家族と過ごすこと、利他の心を持つこと、マインドフルネスの脳トレ坐禅を行うことなど。
つまり、実際にAwe体験ができないとしてもこれらの「脳磨き」を実践しつづければ、Awe体験をしたときと同じような効果を得られるのです。

脳磨きPOINT

美しい自然の映画を見るなど、大自然の美しさ、広大さ、悠久さを感じられると、軽微なAwe体験ができる。

第8章

「脳磨き」で
より良い未来を作る

Unleash the Brain Power

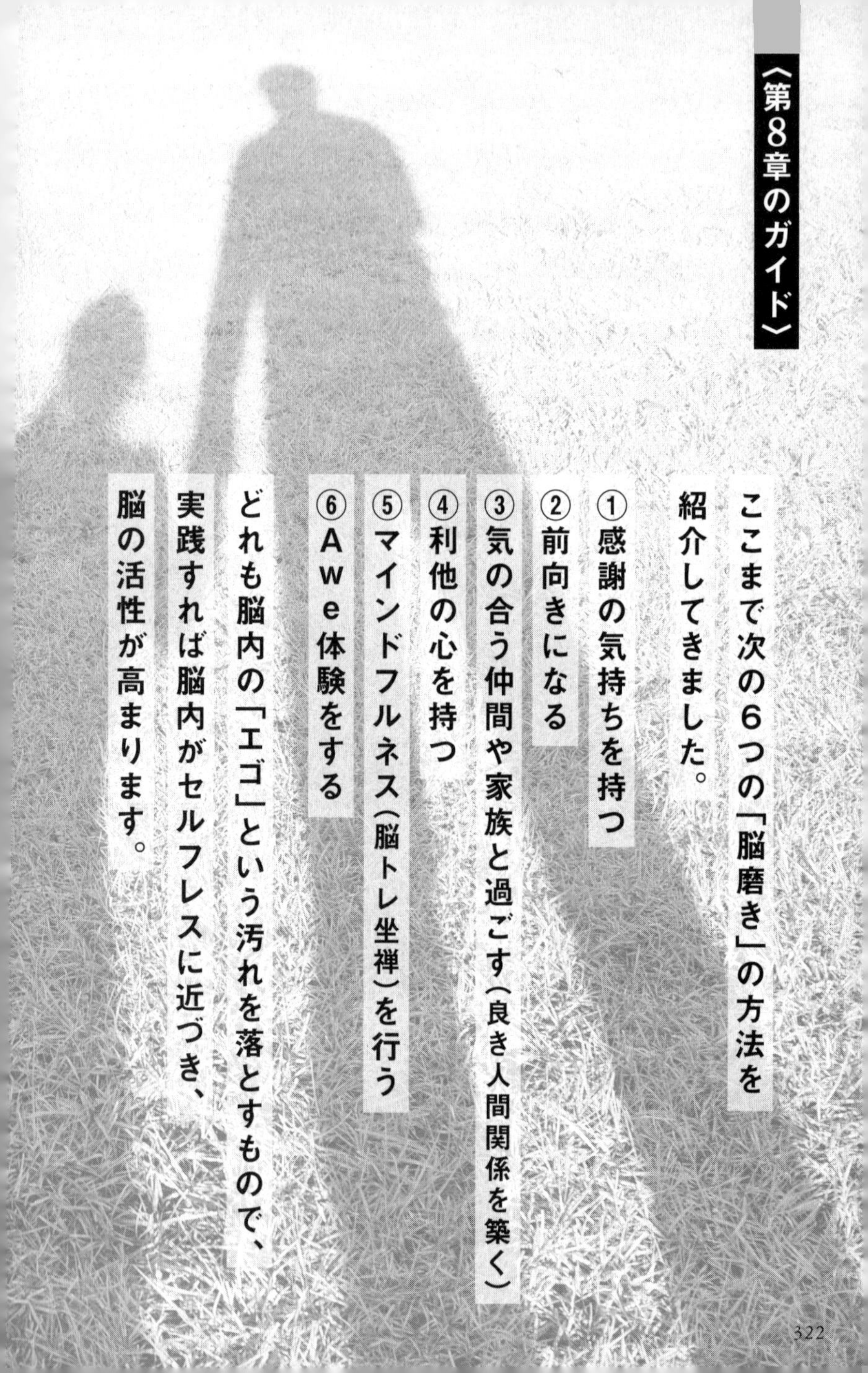

〈第8章のガイド〉

ここまで次の6つの「脳磨き」の方法を紹介してきました。

①感謝の気持ちを持つ
②前向きになる
③気の合う仲間や家族と過ごす（良き人間関係を築く）
④利他の心を持つ
⑤マインドフルネス（脳トレ坐禅）を行う
⑥Awe体験をする

どれも脳内の「エゴ」という汚れを落とすもので、実践すれば脳内がセルフレスに近づき、脳の活性が高まります。

また、それぞれの「脳磨き」には、
心と身体にさまざまな良い作用を及ぼすことを、
多くのエビデンスをもとに紹介してきました。
日々の生活のなかで、まずはどれかひとつを
心掛けてみてはいかがでしょうか。

本章では、締めくくりとして、
じつはここまでの
「脳磨き」全体を実践することが
「より良い未来を作っていく」
ということを解説していきます。

より高い人生の目的を持つ人は脳細胞が破壊されにくい

自分はなんのために生きているのか――。自分の人生は何をするためにあるのか――。

ここまでの「脳磨き」を実践することで、「人生の目的」や「志」が見えやすくなります。さらに、人生の目的や志を持っていると、心や身体にさまざまな良い影響があることも科学的に明らかになっています。

米国・マウントサイナイ病院のコーエン博士らは、13万6265人のデータベースの研究を行った結果、**人が志（人生の目的）を持つと、いろいろな疾患のリスクが軽減されることを突き止めました。**

たとえば高い志を持っている人は、普通の医学の常識で推定される寿命よりも生存率が高まること、心筋梗塞や脳卒中などのリスクが半分に軽減できること、身体《からだ》の炎症反応も抑えられることが、インターロイキン6など炎症関連遺伝子の発現を調べることで明らかになってきました。身体の炎症反応が少なくなると寿命がより長くなることがわかっています。また、**高い志を持つことでネガティブな感情をうまく扱えることができ、身体的活動なども高まること、また記憶力や脳の情報処理速度などの脳機能テストをしても年齢による低下がなくなること**などがわかったのです。

同じく米国・ウィスコンシン大学のシェーファー博士らは、338人の人たちに協力をしてもらい、どのくらい大きな人生の目的を持っているかをアンケートで調査しました。人生の目的の評価は7段階（70点満点）で行い、その結果、「高い人生の目的を持っている人」は、次のような特徴があることがわかりました。

◎いままで経験した逆境などから人生の意味を見出《みいだ》していることが多く、マイナスの出来事もプラスに捉えることができる
◎「思うことから物事が始まる」という「思い」の大切さが腑《ふ》に落ちている
◎達成したい人生の目的があるので、その目的に沿った行動を自分で制御することが

できる

この研究ではまた、人生の目的が70点中20点程度の人は「落ち込み」状態からの回復が遅く、50点以上の人は回復が早いことがわかってきました。

この「落ち込みからの回復が早い」というのは、落ち込まないからではなく、落ち込んでしまうようなことがあっても、立ち直りが早いということです。

米国・ラッシュ大学のボイル博士らは、「人生の目的」と認知症との関連についての研究結果を残しています。ボイル博士らは、１４００人以上の高齢者の方に同意を得て、研究を始めました。そして、２４６人（平均年齢88・2歳）の脳機能と検死による脳の状態を調べさせてもらうことで得られた結果です。

この研究に協力してもらう人たちには、毎年脳の健康診断を受けてもらいました。またあわせて、記憶力や論理思考力などを含む脳機能を調べる19のテストも受けてもらいました。さらにアンケートで「人生の目的」を持っているかそれがどのくらい大義名分のある、高いものかを尋ねました。

その結果、より大きな社会的な意義のある「人生の目的」を持っている人は、そうでない人に比べて**2・5倍以上もアルツハイマー型の認知症になりにくいことがわかってきました。**そしてたとえ認知症にかかってしまったとして、脳機能の衰えが2倍も少ないのです。生前に同意をもらえた人には、亡くなった後、脳の検死をさせてもらい、認知症等がないかを調べると、**「より高い人生の目的」を持っている人は脳細胞が破壊されにくいことがわかりました。**

この研究ではさらに、人生の大きな目的を持っている人は鬱《うつ》にかかりにくい、交友関係のネットワークが大きい、他の病気を併発しにくい、身体機能がより良く保たれている、寿命が長くなる傾向が見られるということがわかっています。

脳磨きPOINT

人生の目的・志は、疾患のリスクを低減し、アルツハイマー型の認知症になりにくくするなど、心と身体に良い影響を与える。

人生の目的・志はどうやったら見つかるのか？

人生の目的や志を持つことは、心と身体にさまざまなメリットをもたらします。

イギリス・スターリング大学のルイス博士らの研究によると、**人生の目的を持っている人は、島皮質が厚くなるとしています。**「脳磨き」を続け、人生の目的が腑に落ちてくると、島皮質も鍛えられるということです。

でも、「自分には明確な人生の目的・志などない」と思っている人も多いかもしれません。それは「ない」わけではなく、気づいていないだけです。**多くの人はすでに素晴らしい人生の目的を持っている。**私はそう思います。

先ほど、「脳磨き」の実践で自然と見えてくるとお話ししましたが、描くて申し訳ないのですが、私の例をお話ししますので参考にしていただければと思います。

私の人生の目的は「ひとりでも多くの人に、人と人とが心で繋《つな》がることがいかに大切かをお伝えすること。しかもそれを脳科学の視点からお伝えすること」です。いまでこそ、このように「人生の目的」を言葉にすることができますが、実際は、すごく紆余《うよ》曲折、七転八倒したというのが実際のところです。

この人生の目的に気づけたのは、私が感謝の気持ちや物事を前向きに捉えることを本当に四苦八苦しながら経験させてもらえたからです。

何度も書きましたが、そもそも私は「幸せになりたい」とも「幸せになるためにはどうしたらいいのだろう」などとは考えたこともなかった男でした。

その原因のひとつはおそらく、幼い頃、父親から受けた家庭内暴力によってできた心の傷が癒えていなかったことです。20歳を過ぎた大人になって以降もその傷は癒えていませんでした。

ですから、もし当時の私が「大事なのは自分の人生を感謝の気持ちを持って前向きに捉えることです」と言われたとしたら、きっと私は「冗談じゃない！　どうしたら感謝などできるのか！」と憤慨していたでしょう。

当時の私は、感謝の気持ちや物事を前向きに捉えるということを、言葉では知っていても本当の意味で理解していませんでした。

それが徐々にわかっていったのは、妻のクレアと出会って以降のことであり、さらに稲盛和夫氏の哲学との出会いによってでした。

クレアとの生活の中で、彼女が本当に親身になって私や娘のことを考えてくれること、私や娘のために心を尽くしてくれることを知ったとき、また**彼女が私以外の他者のために行動している姿を見て、私の心は徐々に変わっていきました。**

稲盛哲学も私に前向きに生きることや感謝することを教えてくれました。氏の哲学を脳科学の視点で捉えたとき、そこにいくつもの科学的根拠を挙げることができると気づき、私のなかで氏の哲学は一層腑に落ちたのです。

こうして私は「感謝」という気持ちを知っていきました。第2章でも触れましたが、感謝の脳回路を鍛えると物事をポジティブに捉えられるようになります。

これによって私は、それまでの自分の人生を前向きに捉えることができるようになりました。**前向きに捉えられるようになると、ネガティブな出来事も「それをどう生かすか」と考えられるようになります。**

私の場合、家庭内暴力を振るう父親の下に生まれ育ち、それが原因で口下手になり、人とうまく関われず、恋愛関係も持てませんでした。

でもそれは見方を変えると、人との繋がりの大切さを他の人よりも強く感じる人生を生きてきたということ。人との繋がりがないことは、人にとってどんなに苦しくさびしいことかを身をもって経験したからこそ、そのありがたみがわかります。

そしていま、私は妻と娘、そして仕事などを通じて知り合った仲間などと心が通い合う関係を持つことができ、そこに幸せを感じています。

その幸せを一層強く感じられるのは、かつての私が「ずっと（心の繋がりが誰とも持てていなかったという意味で）ひとりで」生きていたからです。

それを思うと、ずっとひとりで過ごした時間もまた意味を持つものだったとわかりました。

「ずっとひとりで」過ごしていた期間というのは、基本的に研究に没頭していたのですが、この研究も今に生かせています。

「人と人とが心で繋がることの大切さ」を伝えるとき、私の経験談によって語ることもできます。しかし脳科学的な視点で語れば、もっと客観的なものになる。私というたったひとつのサンプルを見せて終わるより、多くの科学的根拠を添えた方がずっと説得力のあるものになるというのは、この書籍を読んで実感いただけているのではないでしょうか。

さらに、それまで自分の人生で一番嫌だと思っていたこと、「父はなぜ家庭内暴力を振るうのか？」ということも、冷静に見つめることができるようになりました。

父は生まれてすぐに実の母が亡くなり、生まれた2週間後に養子に出されたのだそうです。お母さんの温もりが一番必要な時期に、それをなくしました。

また、ある程度物心がついてから、「お前は養子だ」と言われたとき、どんな気持ちがしたでしょうか。そんな父の不遇な境遇にも思いを馳《は》せられるようになったことは、まだまだ至らない私でも少しは進歩できた兆しなのかと思います。

こうして自分の人生を何度も振り返るなかで、「人生の目的」が見えてきました。

私の経験からすると、大事なのは振り返るときの状態です。

以前は感謝なんか簡単にできるかと思っていた自分が、**感謝の気持ちを持って、嫌だと思っていた自分の人生を前向きに捉えられたこと**がとても役に立ちました。

もっといえば、いまの自分よりも脳が磨かれた状態（セルフレスな状態）でこれができれば、人生の目的がもっと腑に落ちやすくなるだろうと思います。

脳磨きPOINT

感謝の気持ちを持ち、自分の人生を前向きに捉えて振り返ると自分の人生の目的に気づける。

志が立ちあがる「誰かの役に立ちたい」という思い

人は感謝の気持ちで満たされると、今度は自分が他者のために、世の中のためにに役に立ちたい（恩返ししたい）と思うようになります。

第5章でお伝えした、脳が本来持っている「利他の心」を発動するのです。

この利他の心である「誰かの役に立ちたい」「社会の役に立ちたい」という思いを持つこともまた、自分の人生の目的に気づきやすくしてくれます。

先ほどもお話ししましたが、私の場合は感謝の気持ちに加えて、クレアとの出会い、稲盛和夫氏の哲学との出会いによって、利他の心を知りました。そして、「私もこれからは利他に生きたい」と遅ればせながら思うようになったのです。

クレアと一緒に暮らすために米国から日本に帰国することを決めましたが、日本では研究職ではなく、もっと直接的に誰かの役に立つような仕事がしたいと思うようになりました。

それまで私が続けていた研究は、正直自分のためでした。研究に没頭していれば、あまり人と関わらずに済みます。そして、その研究が高い評価を受ければ私は満足できました。研究の成果は誰かの役に立っていたかもしれませんが、結局はすべて自分のためだったのです。

日本には研究者仲間もいましたから大学教授などの誘いもあり、それは給与面などではたしかに魅力的でしたが、「誰かの役に立ちたい」という自分の思いを優先させることにしました。

そして私は、日本で小さなスクールを始めました。

最初は、コミュニケーションが苦手な人のための、それを克服する脳科学的な方法をお伝えする、かつての自分と同じような境遇の人の役に立とうとしました。

その後紆余曲折を経て、現在、私は妻のクレアと共に会社を運営し、それまでの脳科学研究を生かした「従業員の皆さまの人生が幸せで豊かになること」、また「企業の業績を伸ばしていくこと」を同時に実現するための「人生を豊かにする脳トレ研修」を実施させていただいております。

そして、この研修のなかで私がメインでお伝えしているのが、集合知性を発揮するために「人と人とが心で繋がることの大切さ」なのです。

脳磨きPOINT

「誰かの役に立ちたい」「社会の役に立ちたい」という思いは、自分の人生の目的に気づきやすくなる。

仕事を振り返るなかで人生の目的に気づく

私とクレアが行っている企業研修のなかでお聞きした、「人生の目的」に気づいた例をお話ししましょう。

それは鹿児島県鹿児島市に本社がある、主に土木関連の製品を作っている会社の社員Iさんの例です。Iさんはこの会社に長年勤務してきました。ちなみに、経営者ではなく社員の方です。

自分のそれまでの仕事を振り返るなかで、Iさんは1993年8月6日に鹿児島市を中心に起きた「8・6（ハチロク）水害」のことを思い出します。

この年、鹿児島では7月の降水量が観測最多の1055ミリを記録、それに追い打ちをかけるかのように、8月6日に鹿児島市では局地的な集中豪雨が降ります。

川が氾濫、鹿児島市は完全に水没し、死者48名、行方不明者１名、家屋の全壊が２８４戸、半壊が１８３戸という甚大な被害をもたらしました。

鹿児島で土木関連の製品を作っているIさんの会社にしてみれば、鹿児島の街が水没するというのは「城下町が陥落する」ようなもの。

「８・６水害」を経験したIさんは他の社員の人たちと共に、今後は絶対に鹿児島の街を「陥落」させるような状況にしてはいけない、この街は絶対死守すると心に誓ったといいます。そして、これまでそういう思いで仕事をしてきたのだそうです。

２０１９年7月に九州地方を襲った豪雨は、鹿児島市にも「８・６水害」に匹敵する程の雨量をもたらしました。しかし、鹿児島市では大きな被害は出なかったのです。さらに、２０２０年7月の豪雨でも、鹿児島市は持ち堪《こた》えることができたのです。

このときIさんたちは、自分たちの仕事が鹿児島の街を守った一因となったことを実感しました。

これが実現したのは、他の社員と共に「この街は自分たちが絶対に守る」という思いで仕事をしてきたからでした。

そしてIさんは「鹿児島の街を守り抜くため」、さらには、「温暖化により甚大な災害が激増する日本の街を守るために仕事をすること」こそ、自分の人生の目的なのだと気づかれたのでした。

脳磨きPOINT

感謝の気持ち、前向きな気持ち、利他の心をもって自分の人生を振り返ると、人生の目的が見えてくる。

「自分らしさ」はひとりでは気づけない

「自分の人生の目的や志」を探すとき、そこに「自分らしさ」がほしいと思う人もいるかもしれません。自分らしい何か、他の人とは違う何かを見つけたい……というように、です。

その自分らしさを見つける（気づく）一番の方法は、自分の人生の目的や志に気づく場合と基本的には同じプロセスを辿《たど》ります。私の場合も、「自分第一主義」から脱却できたのは、感謝の大切さを教えてもらえたからです。感謝の気持ちを感じられるようになり、ポジティブに自分の人生を振り返りつづけることで、人に喜んでもらえる「自分らしさ」になんとか気づかせてもらえました。

そして、これにプラスして**「良き人間関係」を築くこと**も大変役立ちました。

私の場合、感謝の気持ちの大切さに気づき、前向きになると、意外なことに「世の中の役に立ちたい」「人の役に立ちたい」という思いがたくさん出てきました。

実際にそのための行動をしようと思うと、自分ひとりではなく、他の人の助けを借りる、もしくは、誰かとチームを組む必要がありました。そこでできる「人間関係」が、人の役に立てる「自分らしさ」を教えてくれたのです。

たとえば私の場合なら、現在私は妻のクレアと2人でチームを組んで仕事をしています。2人は互いの得意分野を生かすような（逆にいえば、互いの欠点を補い合うような）仕事の仕方をしています。

私は英文の論文を探して読み込み、そこからオリジナルコンテンツを作っていくことが得意ですが、それを他者にわかりやすく伝えるのはいまひとつ得意ではありません。

一方、クレアは、相手の立場に立ってコミュニケーションを取るのが得意なので、私が作ったコンテンツをわかりやすく他の人に説明してくれます。

このように2人で協力することによって、より多くの人にコンテンツを届けることができているのです。「得意分野」「苦手分野」を、私とクレアのそれぞれが自覚できるのは2人でチームを組んでいるからこそです。

初めからそれぞれの得意不得意はある程度わかっていましたが、仕事を切り分けて分担するということはしませんでした。互いに密にコミュニケーションを取り、困っているときには自分の仕事ではないと思えることでも、積極的に助け合いました。

そうすると、自分はこういう場面で相手の役に立てる、自分はこういうところで力を発揮できるのだと思わぬところで気づく。**私たちにとっては、それこそが「自分らしさ」の気づきとなりました。**

これに気づけたとき、「自分第一主義」のときにはなかった、人の役に立てる「自分らしさ」に気づくことができ、特別な幸せを感じられるようになりました。

「自分らしさ」というのは、自分ひとりでは気づけない。私が実感したことです。

一見遠回りに見えても、まずは自分のことを脇に置き、世の中のため、人のために役立てることはないかと少しでも考えて、他の誰かと良きチームを組む。そしてそのチームのなかでもまた、他者の役に立てることはないかと考えて動く。そこで、誰かの役に立てれば感謝され、絆が深まる。

「自分らしさ」はそのなかで見つかるのです。**そしてそこで「自分らしさ」を大いに発揮できたとき、誰かの役に立てていると感じるとき、人はもっとも幸せに生きられる。**まだまだ、未熟な私ですが、自分の経験からそう思うようになりました。

脳磨きPOINT

自分らしさは、自分ひとりでは気づけない。仲間と心をひとつにするような関係性の中で見えてくる。

「脳磨き」で未来を予測できる

明日をより良い一日にするために「昨日までの行動を振り返り、反省して次の行動を考える（＝フィードバック）」というのはとても大事です。

ですが、いざその「明日」になったとき、予想もしなかった思いがけないことが起きて、予定していた計画が役に立たなくなってしまうことがあります。あるいは、その思いがけないことが大きな損害をもたらすということもあります。

こんなとき、将来に起きるかもしれないことを先に予測できたら、その対策を立てて未来を少しでもより良いものにしたいと思うのは、私だけではないと思います。

先に何かが起こりそうと予測し、そのための対策を取ることを「先行予測（＝フィードフォワード）」といいます。

第5章で、「脳回路は無意識のうちに未来予測をしながら、環境に適応している。脳回路は未来予測をして修正を小まめに加えながら働いている」とお伝えしました。

じつは、これがフィードフォワードで、脳回路にもともと組み込まれている機能と考えられています。


この先行予測を実際に活用すると、どんなことが起こるのか。

それがうまかったことで有名なのが二宮尊徳です。

「薪の束を背負いながら本を読む、二宮金次郎像」でも有名ですが、彼は江戸時代末期、関東から南東北の農村復興・財政再建に尽力しました。

彼の有名なエピソードのひとつに「秋ナス」の話があります。

それは天保《てんぽう》4年の夏のこと。尊徳はナスを食べて、それが「秋ナス」の味であることに気づきます。**まだ夏なので本来なら夏ナスの味がするはずなのに、すでに秋ナスの味がする……。このことから、尊徳は「今年の夏は冷夏になる」と予測し、村人たちに冷害に強いヒエを大量に植えるようにと指示を出します。**

そして尊徳の予想通り、その年の夏は冷夏となり作物が取れずに「天保の飢饉《ききん》」が発生。しかし尊徳が指導をしていた桜町では、ヒエの蓄えが十分にあったおかげで餓死者が出なかったといいます。それだけでなく、余分にできたヒエを周囲の農村にも分け与えることができたそうです。

たとえばこのような先行予測が仕事上、あるいは日常の生活のなかでできればより未来は明るくなります。この「先行予測」をするには、**二宮尊徳が秋ナスの味を見抜いたような感度の高いセンサーが必要です。言葉を変えれば「情報に敏感になること」**。では情報に敏感になるには何が大事かといえば、ここでもまた登場するのが、第4章で紹介した共同体思考での「良き人間関係」です。

心をひとつにできるような深い信頼で結ばれた人間関係は、互いの情報を密に交換することを自然に行います。それぞれの人が気づいたことや情報が共有されやすくなり、**「感度の高い」センサーを持っているのと同じ状態になります。**

たとえば会社でこの先行予測を行おうとする場合、その会社がお互いを尊重し合い、本音で言い合える組織になっている必要があります。

仮に、その会社の上司が部下の成果ばかりに目を向け、その成果がうまく上がっていないとすぐに怒るような人だった場合、部下は何か大事な情報を知っても、あるいは何か失敗をしたとしても、すぐに上司に報告をしないでしょう。つまり必要な情報が表に出てこない。たとえ上司が情報センサーを敏感にしたとしても、情報そのものが上がってこないので、センサーの働かせようがないのです。

一方、その会社がお互いを理解し合い本音で言い合えるような組織だった場合は、情報センサーが働きやすくなります。上司が部下の成長に目を向け、成長を共に喜んでくれるような人であれば、部下も仕事の報告がしやすいでしょう。

加えて、社員が前向きで「一緒にがんばろう！」という気持ちを持ち、互いに感謝をし、助け合えるような関係性であれば、このチームの情報センサーはますます高まります。そして先行予測がしやすい組織になるのです。つまり、共同体思考の脳の使い方が、センサーの感度を高めるといっていいでしょう。

脳磨きPOINT

先行予測をもたらす感度の高いセンサーは良き人間関係から。

脳は「行動の結果」が見えるとどんどん成長する

より良い未来を作るために、「先行予測（＝フィードフォワード）」と共に、「セルフモニタリング」という脳の使い方をお話ししましょう。

「レコーディングダイエット」「測るだけダイエット」などと呼ばれるダイエット法があります。これは毎日食べたものの総カロリーを記録するだけ、あるいは毎日体重を測って体重を記録するだけというダイエット法です。

経験したことのない方は「本当に記録するだけでダイエットになるのだろうか？」と思うかもしれませんが、これについては多くの研究者が実証しています。

そのひとつが米国・ドレクセル大学のローゼンバウム博士らの研究です。

米国の女子大学では、1年生の学生の70％の体重が増えることがわかっているそうです。そこでこの研究では、米国の294人の女子大学生に協力してもらい、毎日体重を測定して記録をつける人たちと、それをしないグループに分けました。

そして2年後の彼女たちの体重の変化を見てみると、**2年間毎日体重を測定していた人たちは、しない人たちに比べてBMIが2・23倍減って、体脂肪率が2・25倍減少していたのです。**

レコーディングダイエットの効果を実証する研究は、他にもいくつもあります。

私が見つけたものだけでも、毎日食べた物を記録するという方法で研究した論文は14例、体重を記録するという方法で研究した論文は6例、またどのような運動をしたかを記録する方法で研究した論文は1例ありました。

そのどれも、「体重が減っていく」という結果が出ています。

なぜそのようなことが起きるのかというと、**脳は「自分の取った行動に対してすぐに結果が見える」ということを繰り返していくと、その方向に向かって成長しようとします。**

たとえば「今日はご飯を減らして甘いものをがまんした」という日に体重が減っていれば「明日もやってみよう」となる。体重が減った日の行動を振り返り、「そういえば、今日は駅のエスカレーターを使わずによく歩いたな」と思えば、「明日も駅では階段を使おう」などと思える。

これはコンピュータゲームでも同じことがいえます。ゲームはハマるとどんどんやりたくなりますね。自分が取ったアクションに対して「ステージクリア！」「点数アップ！」などとすぐに結果が見えるため、「もっとやりたい」という気になりますね。

自分のアクションの結果がすぐに見えると、「よし、もっとがんばろう！」という気になるのです。

脳磨きPOINT

脳は「自分の取った行動に対してすぐに結果が見える」と、その方向に向かって成長しようとしはじめる。

目標達成するチームの脳の使い方

イギリス・ラフバラー大学のヘーラン博士らの研究によれば、セルフモニタリングの脳の使い方をしていると、**現状と目標の差を埋めていく成長の喜びを感じる意思決定・反省・内省などの脳のネットワーク（前頭前野内側部、楔《けつ》前《ぜん》部《ぶ》や後帯状回など）が活性化して、行動変化を起こします。**

たとえば、チームのメンバーがセルフモニタリングの脳の使い方をできるようになると、チームの目標達成に向けて各自が「がんばろう！」という気になり、そのための行動を取るようになります。ただし、チームのメンバーがセルフモニタリングの脳の使い方をしやすくするためには、次のようなコツがあります。

①成長が見えやすい指標を記録する

たとえばダイエットの場合なら、毎日「食べたもの」だけを記録しても「成長」は見えません。食べた量やカロリーなどの数字が見えた方が「自分はこれだけがんばれた」という成長度合いが見えます。**記録するものは、この「成長度合い」が見えるものがいいのです。**

また、気をつけたいのはこの記録を「管理」のために使わないようにすることです。たとえばこの記録を上司が部下の管理のために使ってしまうと、「セルフモニタリング」の脳の使い方ができなくなります。

管理されることで、部下のやる気はかえって削がれることにもなりかねません。ここでも、心をひとつにできる共同体思考の脳の使い方が大切になります。

②成長できる具体的なアクションを決める

たとえばダイエットなら、いまより摂取カロリーを減らして運動量を増やせば体重は減るはずですね。

今月の支出を先月より減らせば、借金がない人なら確実に貯蓄額は増えます。このように**「これをすれば確実に成長できる」という具体的なアクションがわかっていると、人はより努力できるようになります。**

③「自分は成長できる」という気持ちを持つ

何事も、人は苦痛になると続けられなくなります。苦痛にならずに、わずかでも「自分は成長できている」という実感が持てれば続けられます。

このとき大事なのは周囲の適切なサポートです。本人は気づいていない成長部分を見つけてあげる、成長が見えないときにはその努力を「よくがんばっているよね」と承認したり、応援したりするなど、ポジティブな関わりをすることがとても大事です。

ここまで「先行予測」と「セルフモニタリング」という脳の使い方について紹介してきましたが、これには、本書で紹介してきた脳磨き（感謝する、前向きになる、良き人間関係を築く、利他の心を持つ）が必要です。

つまり、それが複合的に作用したとき、私たちはより良い未来に向かって、そこに至るまでのチャレンジ自体が、仲間と共に幸せで豊かに人生を生きている状態となるのです。

脳磨きPOINT

「脳磨き」が複合的に作用したとき、私たちはより良い未来に向かう、幸せで豊かな人生が目の前に現れる。

エピローグ

人は誰でも幸せで豊かな人生を築くことができる

75年にわたるハーバード大学の研究が腑に落ちた瞬間

「それで、あなたのお父さんの家庭内暴力は治ったのですか？」

ある講演会でいただいた質問です。

父の家庭内暴力はいまだに健在です。まったく、治っていません。

その質問をされた方は、「それができないと物語が完結しないのでは？」という意味で質問されたようです。

いままでのところ、実の父と良い関係を持てていない私ですが、**本当に「家族」の**

素晴らしさを教えてくれたのは、血の繋《つな》がっていない、うちの娘です。

私は初婚、クレアは再婚で、クレアには前の結婚のときに生まれた娘がいます。

結婚当初は、「親になったのだから、ちゃんとしつけなければ！」というようなことを思っており、娘のできていないことばかりを指摘していました。自分では、それが「保護者の責任」だと思っていたのですが、だんだん仲が険悪になっていきました。

あるとき、見るに見かねたクレアが「もっと娘のいいところを見てほしい」と。それを機に反省（落ち込まない振り返り）をして、「良いところを見る努力」を始めました。それにより、たくさんの素晴らしいところが見えてきました。

すると、一緒にいてくれるだけでありがたいという気持ちが沸き起こるようになってきたのです。

それを言葉にするようにしました。たとえば、「家族になってくれて、ありがとう」「今日もありがとう」「一緒にいるだけで、気持ちが明るくなるよね」「今日も元気に学校に行ってくれて、ありがとう」など特別なことがなくても、感じたことを伝えるようにしたのです。

いつの間にか、私にずいぶん懐いてくれるようになりました。母親のクレアに言いにくいことは、先に私に相談してくれるようにもなりました。

ある夜、一緒にジョギングをしているとき。「家族になれて、良かった」という言葉がぽろっと私の口から出てきました。

すると、元気な声で、「うん！」という返事が返ってきました。本当にそう思ってくれているのだと、うれしくなりました。

後で、「どうして、家族になれて、良かったと思うの？」と聞くと、「何があっても、私のことを嫌いにならないでしょう」という言葉でした。娘に気づかせてもらったのは、血が繋がっていなくても本当に「家族」になれるということです。

そのとき、75年にわたるハーバード大学の研究である**「心温まる、心をひとつにできる人間関係を築ける人が、どんな境遇に生まれ育とうと、幸せで豊かな人生を築くことができる」**が実感でき、腑《ふ》に落ちたのです。

「集合知性」の渦が広がるとき、未来が変わる

家族、学校、職場、さらに、地域のコミュニティでも、どんなコミュニティに属していようと、「心温まる、心をひとつにできる人間関係」を築くことができれば、そこには、人と人の絆が生まれ、「集合知性」が現れます。

すると、心の面でも、また、物質的な意味でも、本当に幸せで豊かな人生を歩んでいくことができるという確信となりました。

「集合知性」というものは、非常に特異な現れ方をします。それは、まるで自然界に「渦」が現れるように発生し、成長するのです。

渦は、最初は本当に小さなゆっくりした「渦の核」が発生します。

たとえば、つむじ風です。その核が成長してくると、次第に大きな渦になり、さらには、すさまじいエネルギーの渦、竜巻のようになって、遠くのもの、重いものも巻き込まれていくようになります。

「集合知性」も同じです。その素晴らしさに気がついた人たちによって「渦の核」が

作られ、さらに多くの共感してくれる人たちが加わってくれるようになって、渦のエネルギーが強大になっていきます。

最後に「集合知性」を信じていなかった人たちもその渦に加わってくれるようになります。

私たちは、企業研修（リーダー向け脳トレ研修）や「脳磨きの会」を通じて、**「心温まる、心をひとつにできる人間関係」が、いかに物心両面で人を幸せにするか。**そして、「集合知性」は自然界の渦が生まれ成長するように起こることも、目の当たりにしてきました。

「脳磨き」が当たり前になる社会を目指して

現代社会では「歯磨き」が当たり前の習慣になっています。

同じように、毎日の「脳磨き」が当たり前になっている社会――「集合知性」の素晴らしさに気がついた人たちの渦がどんどん大きくなり、「脳磨き」が世界中に広まればいいなと思っています。

そこでは、人類皆が互いの違いを尊重しながらも、心温まる、心をひとつにできる人間関係を大切にし、人類が皆で一緒に進化していく。それぞれの人が自分らしく毎日をワクワクして、幸せで豊かな人生を歩んでいく。**一つひとつの心の絆が、それぞれの輝かしい未来を作っていく。「島皮質」の進化でホモ・サピエンスは生き延びることができました。その「島皮質」をもっと活用することが、さらなる人類の輝かしい未来に繋がっている。そう信じています。**


それが何十年先か、何百年先かはわかりません。

その日が来るときには、「心をひとつにする」こととは無縁に見えた、私の父のような人も、その素晴らしさに気がついてくれる――。

その頃には、父も私も生きてはいないでしょう。

でも、それが「この物語」の完結なのだと思います。


そのことをより深く教えてくれるために、いまの父と母の下に自分が生まれ、そして、クレアと一緒になることで、その娘に「心をひとつにする」ことが血の繋がりとは関係なく築けると教えてもらえたのでしょう。

妻のクレア、娘、そして、父と母がいてくれたからこそ、この「本」のもととなるストーリーに気づくことができました。

また、「脳磨きの会」の仲間たち、いままで「脳トレ研修」を導入してくださった企業の皆さまにも、心より感謝申し上げたいと思います。

最後になりますが、けっして、私ひとりではこの本が形になることはありませんでした。サンマーク出版の金子尚美様、尾澤佑紀様、構成をお手伝いいただいた山田由佳様、そして、高橋朋宏様、ブックオリティの皆さまをはじめ、本当に多くの方々にこの本の製作にご尽力いただきました。

この本では、たまたま私が著者という役を演じさせていただいたと思っています。あらためて、いままで関わってくださったすべての皆さまに感謝の気持ちをお伝えしつつ、筆を措《お》かせていただきたいと思います。

本当にありがとうございました。

◎参考文献

『生き方』（稲盛和夫著／サンマーク出版）

◎参考・引用論文

【第1章】

Mauss, I.B., Tamir, M., Anderson, C.L., & Savino, N. S. (2011) Can seeking happiness make people unhappy? Paradoxical effects of valuing happiness. *Emotion. 11(4)*, 807-815.

Lerner, J.S., Li, Y., & Weber, E.U. (2013) The financial costs of sadness. *Psychological Science. 24(1)*, 72-79.

Jebb, A.T., Louis, T., Diener, E., & Oishi, S. (2018) Happiness, income satiation, and turning points around the world. *Nature Human Behavior. 2*, 33-38.

Diener, E., & Seligman, M.E.P. (2004) Beyond money: toward an economy of well-being. *Psychological science in the public Interest. 5(1)*, 1-31.

Kasser, T., Rosenblum, K.L., Sameroff, A.J., Deci, E.L., Niemiec, C.P., Ryan, R.M., & Árnadóttir, O., Bond, R., Dittmar, H., Dungan, N., Hawks, S. (2014) Changes in materialism, changes in psychological well-being: Evidence from three longitudinal studies and an intervention experiment. *Motivation and Emotion. 38*, 1-22.

Heckman, J.J., & Rubinstein, Y. (2001) The importance of noncognitive skills: lessons from the GED testing program. *The American Economic Review. 91(2)*, 145-149.

Heckman, J.J., Stixrud, J., & Urzua, S. (2006) The effects of cognitive and noncognitive abilities on labor market outcomes and social behavior. *Journal of Labor Economics. 24(3)*, 411-482.

Casey, B.J., Somerville, L.H., Gotlib, I.H., Ayduk, O., Franklin, N.T., Askren, M.K., Jonides, J., Berman, M.G., Wilson, N.L., Teslovich, T., Glover, G., Zayas, V., Mischel, W., & Shoda, Y. (2011) Behavioral and neural correlates of delay of gratification 40 years later. *Proceedings of the National Academy of Sciences. 108(36)*, 14998-15003.

Moffitt, T.E., Arseneault, L., Belsky, D., Dickson, N., Hancox, R.J., Harrington, H., Houts, R., Poulton, R., Roberts, B.W., Ross, S., Sears, M.R., Thomson, W.M., & Caspi, A. (2011) A gradient of childhood self-control predicts health, wealth, and public safety. *Proceedings of the National Academy of Sciences. 108(7)*, 2693-2698.

Urquijo, I., Extremera,N., & Azanza, G. (2019) The contribution of emotional intelligence to career success: Beyond personality traits. *International Journal of Environmental Research and Public Health. 16(23)*, 4809.

Deming, D.J. (2017) The growing importance of social skills in the labor market. *The Quarterly Journal of Economics. 132(4)*, 1593-1640.

Lutz, A., Greischar, L.L., Rawlings, N.B., Ricard, M., & Davidson, R.J. (2004) Long-term meditators self-induce high-amplitude gamma synchrony during mental practice. *Proceedings of the National Academy of Sciences. 101 (46)*, 16369-16373.

Lewis, G.J., Kanai, R., Rees, G., & Bates, T.C. (2014) Neural correlates of the ‘good life’: Eudaimonic well-being is associated with insular cortex volume. *Social Cognitive and Affective Neuroscience. 9(5)*, 615-618.

Draganski B., Gaser C., Busch V., Schuierer G., Bogdahn U., & May, A. (2004) Changes in grey matter induced by training. *Nature. 427(6972)*, 311-312.

Boyke, J., Driemeyer, J., Gaser, C., Büchel, C., & May, A. (2008) Training-induced brain structure changes in the elderly. *The Journal of Neuroscience. 28(28)*, 7031-7035.

Gogolla, N. (2017) The insular cortex. *Current Biology. 27(12)*, R580-R586.

Craig, A.D. (2009) How do you feel — now? The anterior insula and human awareness. *Nature Reviews Neuroscience. 10(1)*, 59-70.

【第2章】

Armenta, C.N., Fritz, M.M., & Lyubomirsky, S. (2017) Functions of positive emotions: Gratitude as a motivator of self-improvement and positive change. *Emotion Review. 9*, 183-190.

Hartanto, A., Lee, S.T.H., & Yong, J.C. (2019) Dispositional gratitude moderates the association between socioeconomic status and interleukin-6. *Scientific Reports. 9*, 802.

Tulbure, B.T. (2015) Appreciating the positive protects us from negative emotions: The relationship between gratitude, depression and religiosity. *Procedia - Social and Behavioral Sciences. 187*, 475-480.

Dickens, L., & DeSteno, D. (2016) The grateful are patient: heightened daily gratitude is associated with attenuated temporal discounting. *Emotion. 16(4)*, 421-425.

Breines, J.G., & Chen, S. (2012) Self-compassion increases self-improvement motivation. *Personality & Social Psychology Bulletin. 38(9)*, 1133-1143.

【第3章】

Creswell, J.D., Dutcher, J.M., Klein, W.M., Harris, P.R., & Levine, J.M. (2013) Self-affirmation improves problem-solving under stress. *Plos One. 8(5)*, e62593.

Hall, C.C., Zhao, J., & Shafir, E. (2014) Self-affirmation among the poor: Cognitive and behavioral implications. *Psychological Science. 25(2)*, 619–625.

Pekrun, R., Goetz, T., Perry, R.P., Kramer, K., Hochstadt, M., & Molfenter, S. (2004) Beyond test anxiety: development and validation of the test emotions questionnaire (TEQ). *Anxiety, Stress & Coping. 17(3)*, 287-316.

Boehm, J.K., & Lyubomirsky, S. (2008) Does happiness promote career success? *Journal of Career Assessment. 16(1)*, 101-116.

Martín-Loeches, M., Sel, A., Casado, P., Jiménez, L., & Castellanos, L. (2009) Encouraging expressions affect the brain and alter visual attention. *Plos One. 4(6)*, e5920.

Armenta, C.N., Fritz, M.M., & Lyubomirsky, S. (2017) Functions of positive emotions: gratitude as a motivator of self-improvement and positive change. *Emotion Review. 9(3)*, 183-190.

Intasao, N., & Hao, N. (2018) Beliefs about creativity influence creative performance: the mediation effects of flexibility and positive affect. *Frontiers in Psychology. 9*, 1810.

Harker, L., & Keltner, D. (2001) Expressions of positive emotion in women's college yearbook pictures and their relationship to personality and life outcomes across adulthood. *Journal of Personality and Social Psychology. 80(1)*, 112-124.

Havas, D.A., Glenberg, A.M., Gutowski, K.A., Lucarelli, M.J., & Davidson, R.J. (2010) Cosmetic use of botulinum toxin-A affects processing of emotional language. *Psychological Science. 21(7)*, 895-900.

Lewis, M.B. (2018) The interactions between botulinum-toxin-based facial treatments and embodied emotions. *Scientific Reports. 8*, 14720.

Choy, E.E.H., & Cheung, H. (2018) Time perspective, control, and affect mediate the relation between regulatory mode and procrastination. *Plos One. 13(12)*, e0207912.

Burgers, C., Eden, A., Engelenburg, M.D., & Buningh, S. (2015) How feedback boosts motivation and play in a brain-training game. *Computers in Human Behavior. 48*, 94-103.

Woolley, K., & Fishbach, A. (2018) It's about time: earlier rewards increase intrinsic motivation. *Journal of Personality and Social Psychology. 114(6)*, 877-890.

Grant, H., & Dweck, C.S. (2003) Clarifying achievement goals and their impact. *Journal of Personality and Social Psychology. 85(3)*, 541-553.

Fredrickson, B.L., Grewen, K.M., Coffey, K.A., Algoe, S.B., Firestine, A.M., Arevalo, J., Ma, J., & Cole, S.W. (2013) A functional genomic perspective on human well-being. *Proceedings of the National Academy of Sciences. 110(33)*, 13684-13689.

May, J., Andrade, J., Batey, H., Berry, L.-M., & Kavanagh, D.J. (2010) Less food for thought. Impact of attentional instructions on intrusive thoughts about snack foods. *Appetite. 55(2)*, 279-287.

Goldin, P.R., McRae, K., Ramel, W., & Gross, J.J. (2008) The neural bases of emotion regulation: reappraisal and suppression of negative emotion. *Biological Psychiatry. 63(6)*, 577-586.

Goldin, P.R., Moodie, C.A., & Gross, J.J. (2019) Acceptance versus reappraisal: behavioral, autonomic, and neural effects. *Cognitive, Affective, & Behavioral Neuroscience. 19*, 927-944.

Grecucci, A., Giorgetta, C., Bonnie, N., & Sanfey, A.G. (2013) Reappraising social emotions: The role of inferior frontal gyrus, temporo-parietal junction and insula in interpersonal emotion regulation. *Frontiers in Human Neuroscience. 7*, 523.

【第4章】

Vaillant, G.E. (2015) Triumphs of experience: The men of the Harvard Grant Study. *Belknap Press. 1 edition.*

Cacioppo, S., Capitanio, J.P., & Cacioppo, J.T. (2014) Toward a neurology of loneliness. *Psychological Bulletin. 140(6)*, 1464-1504.

Quinones, P.A., Kirchberger, I., Heier, M., Kuch, B., Trentinaglia, I., Mielck, A., Peters, A., Scheidt, W.V., & Meisinger, C. (2014) Marital status shows a strong protective effect on long-term mortality among first acute myocardial infarction-survivors with diagnosed hyperlipidemia–findings from the MONICA/KORA myocardial infarction registry. *BMC Public Health. 14*, 98.

Ditzen, B., Hoppmann, C., & Klumb, P. (2008) Positive couple interactions and daily cortisol: on the stress-protecting role of intimacy. *Psychosomatic Medicine. 70(3)*, 883-889.

Castellano, S., Parra, G., Sánchez-Quinto, F., Racimo, F., et al. (2014) Patterns of coding variation in the complete exomes of three Neandertals. *Proceedings of the National Academy of Sciences. 111(18)*, 6666-6671.

Coombs, R.H., & Fawzy, F.I. (1982) The effect of marital status on stress in medical school. *The American Journal of Psychiatry. 139(11)*, 1490-1493.

Li, H., Li, W., Wei, D., Chen, Q., Jackson, T., Zhang, Q., & Qiu, J. (2014) Examining brain structures associated with perceived stress in a large sample of young adults via voxel-based morphometry. *NeuroImage. 92*, 1-7.

Sippel, L.M., Allington, C.E., Pietrzak, R.H., Harpaz-Rotem, I., Mayes, L.C., & Olff, M. (2017) Oxytocin and stress-related disorders: neurobiological mechanisms and treatment opportunities. *Chronic Stress. 1,* 1-15.

Zhao, W., Geng, Y., Luo, L., Zhiying, Z., Ma, X., Xu, L., Yao, S., & Kendrick, K.M. (2017) Oxytocin increases the perceived value of both self- and other-owned items and alters medial prefrontal cortex activity in an endowment task. *Frontiers in Human Neuroscience. 11,* 272.

Woolley, A.W., Chabris, C.F., Pentland, A., Hashmi, N., & Malone, T.W. (2010) Evidence for a collective intelligence factor in the performance of human groups. *Science. 330(6004),* 686-688.

Schroder, H.S., Fisher, M.E., Lin, Y., Lo, S.L., Danovitch, J.H., & Moser, J.S. (2017) Neural evidence for enhanced attention to mistakes among school-aged children with a growth mindset. *Developmental Cognitive Neuroscience. 24,* 42-50.

Mangels, J.A., Butterfield, B., Lamb, J., Good, C., & Dweck, C.S. (2006) Why do beliefs about intelligence influence learning success? A social cognitive neuroscience model. *Social Cognitive and Affective Neuroscience. 1(2)*, 75-86.

Triplett, N. (1898) The dynamogenic factors in pacemaking and competition. *The American Journal of Psychology. 9(4),* 507-533.

Monfardini, E., Redouté, J., Hadj-Bouziane, F., Hynaux, C., Fradin, J., Huguet, P., Costes, N., & Meunier, M. (2016) Others' sheer presence boosts brain activity in the attention (but not the motivation) network. *Cerebral Cortex. 26(6)*, 2427-2439.

Chib, V.S., Adachi, R., & O'Doherty, J.P. (2018) Neural substrates of social facilitation effects on incentive-based performance. *Social Cognitive and Affective Neuroscience. 13(4),* 391-403.

【第5章】

Eriksson, K., Vartanova, I., Strimling, P., & Simpson, B. (2020) Generosity pays: selfish people have fewer children and earn less money. *Journal of Personality and Social Psychology. 118(3),* 532-544.

Örtqvist, D. (2020) Performance outcomes from reciprocal altruism: a multi-level model. *Journal of Small Business & Entrepreneurship. 32(3),* 227-240.

Hein, G., Morishima, Y., Leiberg, S., Sul, S., & Fehr, E. (2016) The brain's functional network architecture reveals human motives. *Science. 351(6277),* 1074-1078.

Sonne, J.W., & Gash, D.M. (2018) Psychopathy to altruism: neurobiology of the selfish-selfless spectrum. *Frontiers in Psychology. 9,* 575.

Klimecki, O.M., Leiberg, S., Ricard, M., & Singer, T. (2014) Differential pattern of functional brain plasticity after compassion and empathy training. *Social Cognitive and Affective Neuroscience. 9(6),* 873-879.

Schwartz, C., Meisenhelder, J.B., Ma, Y., & Reed, G. (2003) Altruistic social interest behaviors are associated with better mental health. *Psychosomatic Medicine. 65(5),* 778-785.

Christov-Moore, L., Sugiyama, T., Grigaityte, K., & Iacoboni, M. (2017) Increasing generosity by disrupting prefrontal cortex. *Social Neuroscience. 12(2),* 174-181.

Brethel-Haurwitz, K.M., Cardinale, E.M., Vekaria, K.M., Robertson, E.L., Walitt, B., VanMeter, J.W., & Marsh, A.A. (2018) Extraordinary altruists exhibit enhanced self-other overlap in neural responses to distress. *Psychological Science. 29(10),* 1631-1641.

【第6章】

Gard, T., Taquet, M., Dixit, R., Hölzel, B.K., Dickerson, B.C., & Lazar, S.W. (2015) Greater widespread functional connectivity of the caudate in older adults who practice kripalu yoga and vipassana meditation than in controls. *Frontiers in Human Neuroscience. 9,* 137.

Gard, T., Hölzel, B.K., & Lazar, S.W. (2014) The potential effects of meditation on age-related cognitive decline: a systematic review. *Annals of the New York Academy of Sciences. 1307(1),* 89-103.

Gard, T., Taquet, M., Dixit, R., Hölzel, B.K., Montjoye, Y.-A., Brach, N., Salat, D., Dickerson, B.C., Gray, J.R., & Lazar, S.W. (2014) Fluid intelligence and brain functional organization in aging yoga and meditation practitioners. *Frontiers in Aging Neuroscience. 6,* 76.

Mendioroz, M., Puebla-Guedea, M., Montero-Marín, J., Urdánoz-Casado, A., et al. (2020) Telomere length correlates with subtelomeric DNA methylation in long-term mindfulness practitioners. *Scientific Reports. 10,* 4564.

Carlson, L.E., & Garland, S.N. (2005) Impact of mindfulness-based stress reduction (MBSR) on sleep, mood, stress and fatigue symptoms in cancer outpatients. *International Journal of Behavioral Medicine. 12(4),* 278-285.

Mrazek, M.D., Franklin, M.S., Phillips, D.T., Baird, B., & Schooler, J.W. (2013) Mindfulness training improves working memory capacity and GRE performance while reducing mind wandering. *Psychological Science. 24(5),* 776-781.

Greenberg, J., Reiner, K., & Meiran, N. (2012) "Mind the trap": mindfulness practice reduces cognitive rigidity. *Plos One. 7(5),* e36206

Alexander, C.N., Langer, E.J., Newman, R.I., Chandler, H.M., & Davies, J.L. (1989) Transcendental meditation, mindfulness, and longevity: an experimental study with the elderly. *Journal of Personality and Social Psychology. 57(6),* 950-964.

Davidson, R.J., Kabat-Zinn, J., Schumacher, J., Rosenkranz, M., et al. (2003) Alterations in brain and immune function produced by mindfulness meditation. *Psychosomatic Medicine. 65(4),* 564-570.

Daubenmier, J., Moran, P.J., Kristeller, J., Acree, M., et al. (2016) Effects of a mindfulness-based weight loss intervention in adults with obesity: a randomized clinical trial. *Obesity. 24(4),* 794-804.

Zeidan, F., Emerson, N.M., Farris, S.R., Ray, J.N., et al. (2015) Mindfulness meditation-based pain relief employs different neural mechanisms than placebo and sham mindfulness meditation-induced analgesia. *Journal of Neuroscience. 35(46),* 15307-15325.

Wells, R.E., Burch, R., Paulsen, R.H., Wayne, P.M., Houle, T.T., & Loder, E. (2014) Meditation for migraines: A pilot randomized controlled trial. *Headache. 54(9),* 1484-1495.

Montull, L., Vázquez, P., Rocas, L., Hristovski, R., & Balagué, N. (2020) Flow as an embodied state. Informed awareness of slackline walking. *Frontiers in Psychology. 10,* 2993.

Leroy, A., & Cheron, G. (2020) EEG dynamics and neural generators of psychological flow during one tightrope performance. *Scientific Reports. 10,* 12449.

Hasenkamp, W., & Barsalou, L.W. (2012) Effects of meditation experience on functional connectivity of distributed brain networks. *Frontiers in Human Neuroscience. 6,* 38.

Sevinc, G., Greenberg, J., Hölzel, B.K., Gard, T., Calahan, T., et al. (2020) Hippocampal circuits underlie improvements in self-reported anxiety following mindfulness training. *Brain and Behavior.* e01766.

Kiken, L.G., & Shook, N.J. (2014) Does mindfulness attenuate thoughts emphasizing negativity, but not positivity? *Journal of Research in Personality. 53,* 22-30.

【第7章】

Stellar, J.E., Gordon, A.M., Anderson, C.L., Piff, P.K., McNeil, G.D., & Keltner, D. (2018) Awe and humility. *Journal of Personality and Social Psychology. 114(2),* 258-269.

John Templeton Foundation (2018) The science of awe. *Greater Good Science Center.*

Zhao, H., Zhang, H., Xu, Y., He, W., & Lu, J. (2019) Why are people high in dispositional awe happier? The roles of meaning in life and materialism. *Frontiers in Psychology. 10,* 1208.

Li, J.-J., Dou, K., Wang, Y.-J., & Nie, Y.-G. (2019) Why awe promotes prosocial behaviors? The mediating effects of future time perspective and self-transcendence meaning of life. *Frontiers in Psychology. 10,* 1140.

Piff, P.K., Dietze, P., Feinberg, M., Stancato, D.M., & Keltner, D. (2015) Awe, the small self, and prosocial behavior. *Journal of Personality and Social Psychology. 108(6),* 883-899.

Shiota, M.N., & Keltner, D. (2007) The nature of awe: elicitors, appraisals, and effects on self-concept. *Cognition and Emotion. 21(5),* 944-963.

Elk, M., & Rotteveel, M. (2020) Experimentally induced awe does not affect implicit and explicit time perception. *Attention, Perception & Psychophysics. 82(3),* 926-937.

Elk, M., Gomez, M.A.A., Zwaag, W., Schie, H.T., & Sauter, D. (2019) The neural correlates of the awe experience: reduced default mode network activity during feelings of awe. *Human Brain Mapping. 40(12),* 3561-3574.

【第8章】

Ryff, C.D., Heller, A.S., Schaefer, S.M., Reekum, C., & Davidson, R.J. (2016) Purposeful engagement, healthy aging, and the brain. *Current Behavioral Neuroscience Reports. 3(4),* 318-327.

Schaefer, S.M., Boylan, J.M., Reekum, C., Lapate, R.C., Norris, C.J., Ryff, C.D., & Davidson, R.J. (2013) Purpose in life predicts better emotional recovery from negative stimuli. *Plos One. 8(11),* e80329.

Boyle, P.A., Buchman, A.S., Wilson, R.S., Yu, L., Schneider, J.A., & Bennett, D.A. (2012) Effect of purpose in life on the relation between Alzheimer disease pathologic changes on cognitive function in advanced age. *Archives of General Psychiatry. 69(5),* 499-505.

Rosenbaum, D.L., Clark, M.H., Convertino, A.D., Call, C.C., Forman, E.M., & Butryn, M.L. (2018) Examination of nutrition literacy and quality of self-monitoring in behavioral weight loss. *Annals of Behavioral Medicine. 52(9),* 809-816.

Whelan, M.E., Morgan, P.S., Sherar, L.B., Kingsnorth, A.P., Magistro, D., & Esliger, D.W. (2017) Brain activation in response to personalized behavioral and physiological feedback from self-monitoring technology: pilot study. *Journal of Medical Internet Research. 19(11),* e384.

Lee, W., & Reeve, J. (2013) Self-determined, but not non-self-determined, motivation predicts activations in the anterior insular cortex: An fMRI study of personal agency. *Social Cognitive and Affective Neuroscience. 8(5),* 538-545.

岩崎一郎（いわさき・いちろう）

京都大学卒。京都大学大学院修士課程修了後、米国・ウィスコンシン大学大学院で医学博士号（Ph.D.）取得。旧通産省の主任研究官、米国・ノースウェスタン大学医学部脳神経科学研究所の准教授を歴任。

直接的に、世の中のため、人のためになるような研究・活動をしたいと志すようになり、日本に帰国後は、脳科学を活用し、普通の知性の人たちが天才知性を超えるパフォーマンスを発揮できる組織づくりの企業研修を提供する会社「国際コミュニケーション・トレーニング株式会社」を創業。現在までに200社以上で企業研修を行う。経営やリーダーシップを最新の脳科学で裏づけることの第一人者。

著書に、『何をやっても続かないのは、脳がダメな自分を記憶しているからだ』『なぜ稲盛和夫の経営哲学は、人を動かすのか?』（クロスメディア・パブリッシング）などがある。


国際コミュニケーション・トレーニング株式会社　https://kctjp.com

科学的に幸せになれる脳磨き

2020年10月30日　初版発行
2023年 1 月30日　第3刷発行

著　者　　岩崎一郎
発行人　　植木宣隆
発行所　　株式会社 サンマーク出版
　　　　　東京都新宿区高田馬場2-16-11
　　　　　（電）03-5272-3166
印刷・製本　株式会社暁印刷

ISBN978-4-7631-3842-2 C0030
ホームページ　https://www.sunmark.co.jp